Tamara Claudia Ruckstuhl

AUNDA *healing*

Erwache durch AUNDA *healing*

Erste Auflage
Taschenbuchausgabe

Cover: D&W Agentur, St. Gallen
Lektorat: Christian Linde, Romanshorn
Layout & Satz: D & W Agentur, St. Gallen

Druck: Slowenien
ISBN: 978-3-906165-00-4
www.trinityfrequency.com

Originalausgabe erschienen April 2013
bei TRINITY FREQUENCY, Schweiz

AUNDA *healing*

Erwache durch AUNDA *healing*

BAND 1: Aufbau, Zitate, Erlebnisse und Schülerberichte

Danke von Herzen

Ganz herzlichen Dank an Attilio Ferrara, der uns diesen innovativen und einzigartigen Selbstentfaltungsweg ermöglicht, um das Licht der Menschen zu vermehren und um die Menschen über AUNDA *healing* mit der wahren Göttlichkeit zu verbinden. Ebenso unermesslichen Dank für Attilios wertvolle Weltarbeit und die Erhaltung der Natur. Durch deine tiefe Verbundenheit mit der Natur wirkt die Göttlichkeit kraftvoll durch dich. Und wenn wir dazu bereit sind, ebenso durch jeden von uns.

Danke Attilio, dass durch deine Lehren, die Göttlichkeit, fühlbar und erlebbar wird. Danke, dass dein Wesen sich in Bescheidenheit und Natürlichkeit ausdrückt und du dich zum Wohl des Menschen dienend zeigst. Wir dürfen so viel von dir lernen. Endlich können wir erwachen, durch AUNDA *healing*. Ebenso bedeutet dieser Weg, spirituelles Wachstum und Selbstbewusstsein anzunehmen, um dadurch im eigenen Herz und in der bedingungslosen Liebe anzukommen. Danke von Herzen Attilio, für deine Information von «Heilung und Klarheit» in diesem Buch, um allen Lesern die heilenden Frequenzen von AUNDA *healing* spürbar näher zu bringen. Wer irgendwo Schmerzen hat, lege dieses Buch dort auf und beobachte absichtslos und mit ganzem Herzen, was sich dabei verändert.

Danke von Herzen Josef Ruhland, der mich stets auf meinem Lebensweg, durch seine Fähigkeiten und sein grosses Herz, unterstützt und begleitet.

Danke von Herzen Viviane, meiner Tochter, für dein Verständnis meiner aussergewöhnlich erfüllenden Arbeit. Danke dir Liebes, für dein wunderbares liebevolles Wesen und deine erklärenden Beiträge durch deine Kinderzeichnungen.

Danke von Herzen allen spirituellen Coaches nach Attilio Ferrara, die hier ihren persönlichen Beitrag für dieses Buch mitgeschrieben haben. Mögen alle dadurch die Möglichkeit erhalten, viele Menschen auf diesem Weg begleiten zu dürfen.

Dank an Christian Linde, Romanshorn, der spontan das Lektorat übernommen hat.

Dank dem jungen und dynamischen Team von D&W, Deng Walser, St. Gallen, für das treffende Cover und das tolle Layout dieses Buches. Euer Einsatz ist top.

Inhaltsverzeichnis

Vorwort

Eine neue Frequenzarbeit mit grenzenloser Entfaltungsmöglichkeit, berührt die Menschenherzen. AUNDA *healing,* die Heilarbeit der neuen Generation, nach Attilio Ferrara, erfährt eine weltweite, exponentiell wachsende Ausbreitung.

Der spirituelle Weg, welcher von Attilio Ferrara vorgelebt wird, beinhaltet sieben Lehren. Diese Lehren führen in die Ganzheit, in die Göttlichkeit sowie in die bedingungslose Liebe.

«Wer diesen Weg nach meinem Verständnis gehen möchte, kann seine göttlichen Anteile bewusst zurückholen».
(Attilio Ferrara)

In seiner Lehre erhält der Mensch Fähigkeiten, die vor Tausenden von Jahren in und durch den Menschen gewirkt haben und welche damals bereits zur Verfügung gestanden sind.

«Mein Weg ist einzigartig auf dem Planeten Erde».
(Attilio Ferrara)

Jeder Mensch kann sich für diesen kraftvollen, Bewusstseinserweiternden Weg, frei aus seinem Herzen heraus entscheiden. Ein Integrieren der angenommenen erhöhten Frequenzen über die Herzensebene, ermöglicht einen inneren Wachstums- und Entfaltungsprozess, auf der Ebene von Körper, Seele und Geist.

Die Kunst des Heilens, die Kraft des Selbstbewusstseins, das Prinzip der inneren Führung, die Stärke des eigenen Glaubens, die Fähigkeit, göttliche Symbole aufzubauen, sind nur einige wenige Fähigkeiten, die der Mensch auf diesem Weg empfangen darf.

Die hohen Frequenzen der Atlanter, der Lemurianer und der Plejadier führen weiter zum Meister und zum Avatar. Diese bilden die Stufen in die Göttlichkeit.

Dabei bietet «Die Kunst des Heilens» die Basislehre, der Anfang dieses kraftvollen, innovativen Weges. Dieser Weg führt nebst dem Wachstums- und Entfaltungsprozess, zur Auflösung von alten Mustern und Blockaden und führt bis hin zur spirituellen Freiheit. Jeder wird dort abgeholt, wo er sich momentan befindet und wählt frei seinen nächsten Schritt. Seine Lehren werden weltweit von versierten spirituellen Coaches weiter gegeben.

«Öffnet Augen und Herzen, nur so findet sich der Weg». (Attilio Ferrara)

Die feinstoffliche Welt wird dem Interessierten eröffnet. Die positiven Lebensveränderungen beginnen mit dem ersten Ausbildungstag und bleiben für ewig erhalten.

Schülerinnen und Schüler seiner Lehren beginnen aus dem Herzen zu strahlen, ihre Augen leuchten und die ganze Aura erstrahlt. Die Selbstheilungskräfte, sowie Heilkräfte werden über die vollkommen neuartigen Frequenzen fühlbar und der Mensch wird lichtvoller.

«Die Frequenzen in meiner Lehre bleiben für immer». (Attilio Ferrara)

Lassen wir unsere Herzen berühren und unser Bewusstsein erweitern, durch diesen innovativen Weg. Dieser aussergewöhnliche und einzigartige Weg in die Freiheit, ist für alle Menschen zugänglich.

Attilio Ferraras Geschenk an alle Leser/innen:
Dieses Buch wurde informiert mit Heilung und Klarheit. Die kühle Frequenz die beim Lesen aus dem Buch entweicht, erklärt spürbar, die in AUNDA *healing* enthaltene Heilfrequenz.

DER AUFBAU VON AUNDA *healing*

1. Was ist AUNDA *healing*?

«Meine Lehre ist die Macht, die von der Göttlichkeit geschickt wurde, damit der Mensch sich nicht alleine fühlt», sagt der Gründer von AUNDA *healing*, Attilio Ferrara, der sich als Botschafter und Heiler bezeichnet. AUNDA *healing* ist einzigartig auf dem Planeten Erde. UNDA ist lateinisch und heisst in der Übersetzung: die Welle, A steht für Avalon (das Paradies).

Menschen befreien sich von Unterdrückung, von Abhängigkeiten, von Krankheit und von Unreinheit. Sie werden innerlich ins lebendige Leben geführt. Jetzt ist die Zeit des Erwachens, die Wende des menschlichen Bewusstseins. Die Frequenzarbeit nach Attilio Ferrara zeigt hier den innovativen neuen Weg.

Weltweit wird AUNDA *healing* von versierten spirituellen Coaches, auch genannt Frequenzvermittler oder Meister, weitergegeben. Das einzige, was zählt: «Augen und Herz öffnen, dann findet sich der Weg».

Seine Schülerzahl steigt weltweit kontinuierlich exponentiell an. Dieser Weg ist keine Sekte und keine dogmatische Religionsrichtung, sondern er zeigt den Weg in die Göttlichkeit und steht allen Menschen offen. Die Herzen der Menschen finden über die Erhöhung der eigenen Frequenzen den Weg in ein erweitertes Bewusstsein. Dadurch steigt das Selbstbewusstsein, optimiert sich die Gesundheit, der Weg in die Selbstverwirklichung ist inbegriffen. Die persönliche Ausstrahlung verdeutlicht diesen erhebenden Weg.

Wer hier schon die ersten inneren Vorurteile aufkeimen lässt, um die Worte Göttlichkeit (= Urschöpferkraft) und heilig (= heilend) verstehen zu können, welche an keine Konfession gebunden sind, sondern lediglich eine Formulierungsvariante der Autorin darlegt, darf beruhigt und ganz natürlich mit offenem Herzen weiterlesen.

Das erweiterte Bewusstsein, mit heilsamen Veränderungen auf allen Ebenen, wird im Anhang von verschiedenen Schülern bestätigt. Lassen auch Sie Ihre Mitte finden und lesen Sie dieses Buch mit Ihrem Herzen.

Es ist ein einzigartiger Weg eines aussergewöhnlichen Mannes. Er ist (k)ein Mensch wie jederMann und jedeFrau, doch seine Taten sprechen Bände. Seine Fähigkeiten sind übermenschlicher Art und so, dass er sagt: «alles was ich habe, kannst auch du haben, - alles zu seiner Zeit».

Seine Fähigkeiten, seine Ausstrahlung, seine Geduld und seine Herzensgrösse sind erstaunlich. Ein wahrer spiritueller Lehrer, er nennt sich «Botschafter und Heiler».

Sein Name: **Attilio Ferrara**

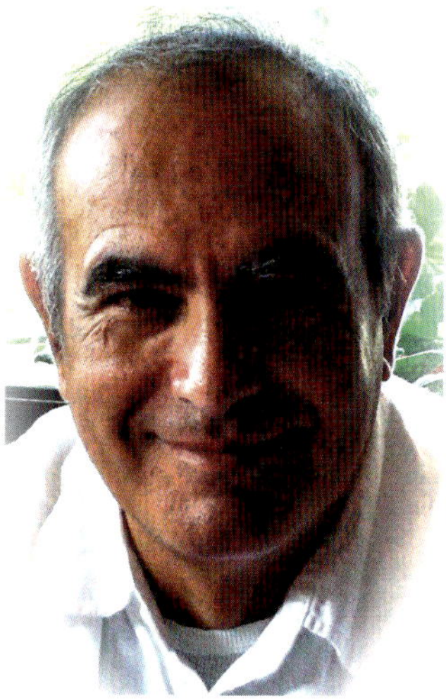

Attilio Ferrara, geboren 1950 auf Sardinien, ist seit frühester Kindheit spirituell verbunden. Im Alter von 25 Jahren erhielt er durch eine tiefgreifende spirituelle Erfahrung seine Lebensaufgabe.

Als Botschafter und Heiler gibt er sein Wissen weltweit auf Seminaren und auf seinen Reisen weiter. Der Kernpunkt seiner Botschaft, die bedingungslose Liebe zu leben, ermöglicht es jedem Menschen, sich auf allen Ebenen des spirituellen Wachstums zu entfalten.

Seine klare und machtvolle Botschaft ist die Erkenntnis des universellen Wissens.

Seine Lehre (AUNDA *healing*) wird unabhängig von allen Religionen gelehrt.

Attilio Ferrara bringt die Menschen, die sich für diesen Weg entscheiden, in die göttliche Urkraft zurück.

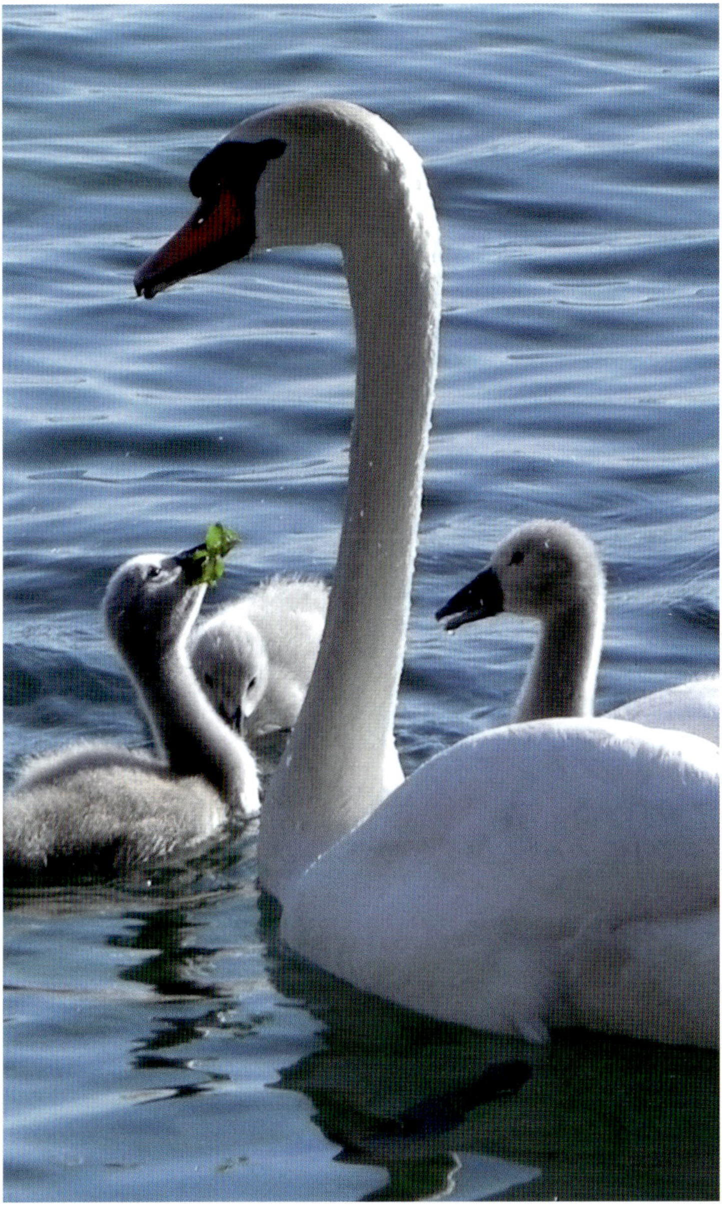

2. Der Aufbau der Lehren von Attilio Ferrara

Seine Lehren sind aufgebaut in 1-7 Hauptlehren, einzelne Zusatzlehren sowie diverse Spezialseminare. Die Hauptlehren dehnen den Lichtkörper des Menschen enorm aus. Zugleich vermehrt sich das spirituelle Wachstum des Schülers. Mehr Licht durchflutet den Schüler, der Weg in die göttliche Präsenz zeigt sich mit zunehmenden Lehren immer klarer.

Die Lehren 1 und 2 dienen ausschliesslich zum Erlernen von AUNDA *healing*. Die Frequenzerhöhungen erweitern das Bewusstsein der Teilnehmer stark und alle Werkzeuge für das AUNDA *healing* werden in diesen zwei Lehren vermittelt.

Mit der **Lehre 1** erhält man die gesamten Kenntnisse, die Kunst des Heilens, für sich, andere Menschen und die Tiere anzuwenden.

Die Lichtkörpererweiterungen erhöhen die Lichtfrequenz des Menschen und schliessen ihn an die göttliche AUNDA Heilfrequenz an. Damit beginnt ein grosses inneres Wachstum, welches sich stark auf die eigene Persönlichkeit auswirkt.

Die Kristallfrequenz, die stärkste Frequenz der Lehre 1, bewirkt die Neutralisation von erkrankten Zellen.

Die 5 Elemente (Stab-Erde, Spirale-Feuer, Kugel-Wasser, Tornado-Luft, Ring-Liebe) unterstützen den Weg der Heilung auf vielfache Art und Weise.

Die Chakra-Verdoppelung erweitert den Lichtfluss des Schülers und ermöglicht ihm leichter den Zugang zu mehr Wissen und leichterem Lernen.

Die Gesundheitsaura-Verdoppelung bewirkt eine Verstärkung der Lichtkörperhüllen des Schülers, sodass unerwünschte Krankheits-Anfälligkeiten nicht mehr einwirken können.

Mit dem Erzengel Alpha erhält der Schüler einen kraftvollen, spürbaren Erzengel an seine Seite. Er unterstützt den Schüler im Hier und Jetzt und für die Zukunft.

Der AUNDA *healing* Schüler erlernt in der **Lehre 2** vollständig die Kunst des Heilens. Er wächst sowohl spirituell als auch in seiner Persönlichkeit, um kraftvoll im eigenen Leben zu stehen. Dieser Weg führt den Schüler vor allem in die Liebe des Herzens, in die Freiheit und in die Selbstverwirklichung.

Mit der Lehre 2 erhält der Schüler als erstes der Schlüssel zum geistigen Lichttempel. Die Reise zum geistigen Lichttempel schenkt grenzenlose neue Erkenntnisse und ermöglicht Klarheit und Vertrauen im Erkennen und Handeln.

Die Kristallfrequenz der Lehre 2 befähigt den Schüler, nach entsprechendem Abschluss, die Lehre 1 weiterzugeben.

Die stärkste Frequenz der Lehre 2 ist die pulsierende Heilfrequenz. Die Annahme des pulsierenden reinen Herzens, welches eine enorme Verstärkung der Heilkraft ermöglicht, ist einzigartig und innovativ.

Die Truhe mit den heiligen Mantras bewirkt eine Übertragung der göttlichen Ordnung bei der Frequenzarbeit. Dadurch entsteht ein Gleichgewicht für Heiler und Mensch, sowie ein Ankommen in der eigenen Mitte.

Die Lehre 2 beinhaltet die Verdoppelung der Lichtfrequenz von der Lehre 1, mit einem Lichtkörper von drei Meter auf sechs Meter. Sie enthält das grösste Wachstum in diesen Lehren.

Nach abgeschlossener Lehre 2 kann der Schüler die Weiterbildung: Wie gebe ich die Lehre 1 weiter? absolvieren und wird dadurch befähigt, die Lehre 1 weiter zu geben.

Das ermöglicht dem neuen Lehrer (auch genannt: spiritueller Coach, Frequenzvermittler oder Meister), die Freiheit, neue Weiterbildungen zu finanzieren, um weiter wachsen zu können und dadurch sein Leben dieser göttlichen Führung zu widmen. Vor allem jedoch wird der Lehrer erfüllt von der neuen Aufgabe, seine Schüler wachsen zu sehen und sie auf diesem wundervollen Weg des Wachstums zu unterstützen. Der Lehrer übernimmt somit die Aufgabe eines Frequenzvermittlers und eines spirituellen Coachs und bietet dem Schüler volle Unterstützung. Jede Frequenzvermittlung, die der Lehrer dem Schüler weitergibt, erfüllt den Lehrer selbst ebenso mit ganz viel Licht und Liebe. Ein grosses Wachstum ist demzufolge für beide möglich. Meist eröffnen sich für die Schüler neue eigene Wege und mutige Veränderungen, die klar auf das innere Wachstum hindeuten.

Ab der **Lehre 3 – Merlin Stab,** beginnt der individuelle, göttliche Weg. Dieser beginnt über die Atlantis-Frequenz. Die Kraft des Selbstbewusstseins wird stark erhöht. Erstmals erhält der Schüler die Möglichkeit, göttliche Symbole wie Sonne und Mond im Raum aufzubauen. Die Venus Frequenz ermöglicht eine wunderbare Beruhigung und Entspannung der Zellen, bei jeder Berührung. Die Abschlussfrequenz, der Merlin Stab wird überreicht.

Die **Lehre 4 - Moses Stab,** zeigt das Prinzip der göttlichen Führung. Der göttliche Weg führt weiter über die Lemuria-Frequenz. Ab hier beginnt der Schüler, der göttlichen Führung zu folgen. Neue Aufgaben treten ein. Erstmals darf der Schüler die Lichtsäule der 5 Elemente im Raum aufbauen, über die in der Lehre 1, als Feuersäule, die 5 Elemente weitergegeben werden. Den Davidstern, Sonne und Mond gleichzeitig im Raum aufbauen, sind weitere starke Frequenzen, die dem Schüler den tiefen Zugang zum eigenen göttlichen Feuer ermöglichen. Die Stimme Gottes spricht klar und deutlich zum Schüler. Die Abschlussfrequenz, der Moses Stab, wird überreicht.

Die **Lehre 5 – Elias Stab** zeigt das Prinzip der göttlichen Botschaft. Der göttliche Weg führt weiter über die Plejaden-Frequenz. Ab hier beginnt der Schüler, die göttliche Botschaft klar und deutlich wahrzunehmen und sie im Handeln auszudrücken. Die Annahme der Diamant-Frequenz lässt den Schüler besonders stark erstrahlen. Das Gottes-Auge öffnet grenzenlos die geistig-visuelle Verbindung. Die Weltarbeit, mit dem Aufbau von Lichtsäulen im Freien, führt zu globalen neuen Aufgaben des Schülers. Die Abschlussfrequenz, der Elias Stab, wird überreicht.

Die **Lehre 6 (Meisterlehre)** und die **Lehre 7 (Avatar),** sind bisher noch nicht freigegeben.

3. Die Zusatzlehren
Die **Lehre der Regenbogenfarben** ermöglicht, im Raum heilende Farben aufzubauen oder gar den ganzen Regenbogen. Eine erhebliche Unterstützung für das AUNDA *healing*.

Mit der **Lehre der Heiligen Geometrie** werden kraftvolle, geometrische Symbole dreidimensional im Raum aufgebaut, um eine enorme Verstärkung für das AUNDA *healing* zu bewirken.

Die **Lehre der Sternzeichen** bewirkt ein beachtliches Persönlichkeits-Wachstum. Der Schüler erhält dadurch Selbsterkenntnis und die Annahme der eigenen Persönlichkeits-Anteile. Ein weiterer kraftvoller Weg in die eigene Mitte.

Die **Lehre der Stimmfrequenz I – IV** lässt die Stimme vorbereiten zur Heilung über das Wort. Sie ist die wohl wichtigste Zusatzlehre, die Attilio Ferrara uns anbietet.

Die Heilung über das Wort ist die Zukunft.

Ab einer Stimmfrequenz von 450'000 BE (= Boviseinheiten) kann das Channeling Seminar von Attilio angenommen werden.

4. Die Spezialseminare
Durch die Zusatzlehren, welche alle den Lichtkörper des Schülers bedeutsam auffüllen, werden wesentliche Unterstützungen für das AUNDA *healing* geboten. Die Spezialseminare sind für Schüler gedacht, die besondere Fähigkeiten bei sich ausbauen möchten.

Das Seminar **Wasseradern verändern** befähigt den Schüler, zum geistigen Rechtsdrehen und bleibenden Neutralisieren von störenden Wasseradern. Die Entstörung wird mit dieser Ausbildung auch über die Ferne möglich.

Die **Erzengel Alpha und Omega** werden in Spezialseminaren (auch als Wiederholung oder als Einstieg oder auch ohne Lehre) angeboten. Der Erzengel Alpha ist zur Unterstützung bei Fragen/Situationen im Jetzt und in der Zukunft. Der Erzengel Omega ist zur Lösung von Fragen/Situationen aus der Vergangenheit.

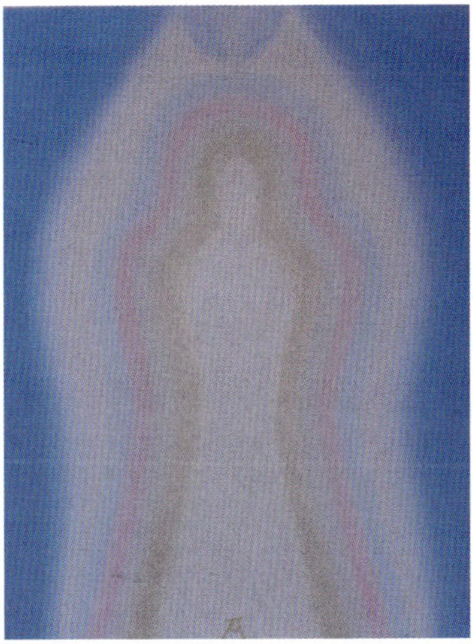

Erzengel Alpha

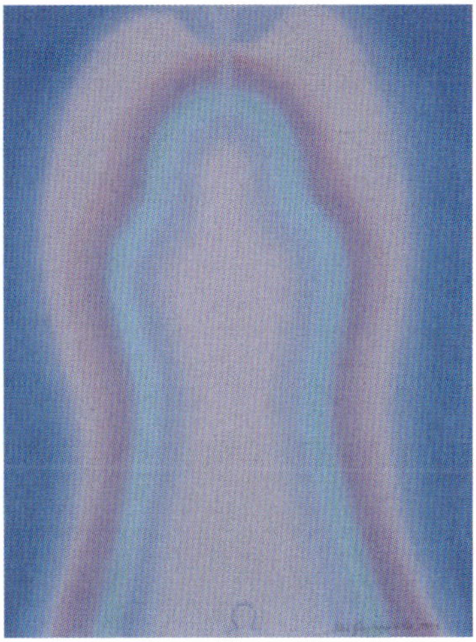

Erzengel Omega

gemalt von Max Guntersweiler

Lichtsäulen aufbauen

Diese einzigartige göttliche Fähigkeit, die Attilio Ferrara uns hier anbietet ist enorm. Eine spürbare, bleibende Lichtverbindung zwischen Himmel und Erde aufzubauen, die sogar mit maximal drei Wünschen (für die Menschen, die Tiere und die Natur) ergänzt werden kann, ist einzigartig.

In der Lehre unterscheidet man folgende Lichtsäulen:
Die Lichtsäule der 5 Elemente (Teil der Lehre 4)
Lichtsäule Innen – 500'000 BE
Lichtsäule Innen – 1 Mio. BE
Lichtsäule Aussen – 100'000 BE (Teil der Lehre 5)
Lichtsäule Aussen – 500'000 BE
Lichtsäule Aussen – 1 Mio. BE

Besetzungen lösen
Dieses Ausbildung dient zur Auflösung wahrer Besetzungen. Hier lernt man den Unterschied zwischen einer Fremdenergie und einer wahren Besetzung. Der Schüler erhält durch entsprechende Frequenzerhöhungen die Fähigkeit, wie man diese Besetzungen aus menschlichen Körpern entfernt. Ein weiterer kraftvoller Schritt, der zu mehr Sicherheit beim Behandeln führt.

Zauberring 1
Mit dem Zauberring 1 erhält der Schüler die kraftvolle Fähigkeit, diesen mit drei Wünschen zu versehen und ihn im Raum aufzubauen. Er ist einsetzbar bei der Meditation, im Heilkreis, ebenso für Unterstützungen im Alltag oder für Menschen, die Hilfe suchen. Voraussetzung ist die abgeschlossene Lehre 1.

Zauberring 2
Mit dem Zauberring 2 erhält der Schüler die kraftvolle Fähigkeit, diesen mit drei Wünschen zu versehen und ihn im Raum aufzubauen. Er ist einsetzbar bei Meditation, im Heilkreis, ebenso für Unterstützungen im Alltag oder bei Menschen die Hilfe suchen. Er wirkt noch wesentlich stärker als der Zauberring 1. Voraussetzung ist die abgeschlossene Lehre 5.

Zauberring 3
Die Annahme dieses aussergewöhnlich starken Zauberringes ist erst nach abgeschlossener Lehre 7 möglich.

Heilkraftverdoppelung
Mit der Heilkraftverdoppelung verdoppelt sich die ganze Heilkraft des Schülers. Sie kann nach jeder Hauptlehre angenommen werden. Diese wird bisher ausschliesslich von Attilio Ferrara persönlich gegeben.

Himmlische Affirmationen
Himmlische Affirmationen in den Lichtkörper des Menschen zu legen, um dadurch jede Zelle mit der neuen Information zu erreichen, ist eine wunderbare Zusatz-Unterstützung in der

Frequenzarbeit. Menschen dürfen sich so spürbar in neue Richtungen bewegen.

Channeling

Mit einer Stimmfrequenzerhöhung von 450'000 BE erhält der Schüler die Möglichkeit, das Channeling Seminar zu besuchen. Eine vollkommen wunderbare Ausbildung, wo ein jeder Teilnehmer ein persönliches Lichtwesen an seine Seite bekommt. Dieses begleitet per sofort den Schüler und unterstützt diesen in seinen täglichen Aufgaben.

Heilen mit Attilio

In dieser starken Ausbildung gibt Attilio Ferrara persönliche Hinweise und seine Erfahrungen weiter, wie er selbst heilt. Diese sehr lehrreiche Ausbildung ermöglicht dem Schüler, viel Wissenswertes mitzunehmen und in der eigenen Arbeit anzuwenden.

Musterauflösungen

Immer wiederkehrende Muster beziehungsweise Blockaden, die aufgrund von unerlösten Themen auftauchen, werden über ein Spezialsymbol, «das Symbol der Einheit» durch Attilio an versierte Coaches weitergegeben. Mit diesem Symbol wird es möglich, dauerhaft alte Muster und Blockaden in Spezialsitzungen aufzulösen.

Wer mehr über die Einzelheiten von diesen Ausbildungen erfahren möchte, kann sich auf der Homepage von Attilio Ferrara (www.aunda-healing.com) informieren, oder erhält die Details in der persönlichen Ausbildung bei einem ausgebildeten spirituellen Coach.

ZITATE UND WEISHEITEN VON ATTILIO FERRARA

1. «Gott gab mir Macht und Weisheit» (Attilio Ferrara)

«Meine Lehre ist einzigartig auf diesem Planeten Erde. Sie enthält eine unglaubliche Macht und Weisheit.» Die Macht, im Sinne von grenzenloser Kraft. Weisheit, um zu erkennen, was wirklich wahr ist, und zu unterscheiden, welches die Irrwege sind. «Leider fallen noch viele Menschen darauf herein, wenn verschiedenste Heilmethoden angeboten werden», äussert sich Attilio Ferrara kritisch. Enttäuschungen sind oft die Folge. «Wirklich heilen könne man nur mit erhöhten Frequenzen», erklärt Attilio. Er selbst habe seinen Körper lange Zeit darauf vorbereitet, diese Macht und Weisheit in sich aufnehmen zu können. Mit der von Gott gegebenen Macht und Weisheit baute er seine Lehre auf, um die Wende des menschlichen Bewusstseins herbeizuführen. Für das spirituelle Erwachen der Menschheit, für die Natur und für die Heilung, setzt er sich stets dienend ein. Der Mensch darf wieder zu Gott zurückfinden. Dazu ist Attilio Ferraras Weg vorbildlich.

2. «Öffnet Augen und Herzen, so findet sich der Weg» (Attilio Ferrara)

Der persönliche Weg der Autorin:
2001 wohnte ich in der Innerschweiz, in meinem Heimatkanton Luzern. Meine eigenen Lebensumstände waren katastrophal. Im Zentrum die Unschlüssigkeit, wohin des Weges? Wie soll es weiter gehen? Als feinfühlige, spirituelle und gläubige 38jährige Mutter, gestrauchelt im eigenen Leben, - anscheinend ohne grosse Hoffnung auf Zuversicht, war ich ohne Zukunftspläne. In meinem Leben hatte ich unzählige Tiefs durchlebt. Eine schwierige Kindheit mit harten Strafen und heftigen Erziehungsmethoden prägte mich deutlich. Die Herkunftsfamilie in Süchten von Nikotin, Alkohol und Psychopharmaka. Sehr feinfühlig wie ich bin, fühlte ich mich unerwünscht und unverstanden. Von der eigenen Familie und von der Gesellschaft emotional ausgeschlossen. Das Zugehörigkeitsgefühl fehlte vollumfänglich. Das tiefe Gefühl der Ablehnung

prägte mein ganzes Leben. Nun war ich geschieden, alleinerziehend, mit 5jähriger Tochter, was sollte ich tun? Wohin sollte ich gehen? Welche Perspektiven hatte ich überhaupt noch in meinem Leben? Gedanken an Suizid, über die eigene Aussichtslosigkeit und über das eigene Versagen waren existent. Das Einzige, was mich davon abgehalten hatte, war meine Tochter. Ich hatte Verantwortung zu tragen, nicht nur für mich, auch für mein sonniges, herziges Kind. Genauso, wie ich ihr das Leben geschenkt habe, hat auch sie mir mein Leben erhalten.

Mein vermeintlich leeres Leben dürstete nach innerem Frieden und echter Erfüllung. Nach der wahren Liebe. Nach der Wahrheit. Nach der Fülle. Nach der Freiheit. Nach der tiefen Sehnsucht Gottes. Doch wo sollte ich diese denn bitte finden?

Nach dem Tod meiner leiblichen Eltern bewog mich meine Intuition, noch mehr auf meine innere Stimme zu vertrauen. Ich hatte nun niemand mehr, als meine Tochter, der ich eine gute Mutter sein wollte. Der Aufbau meines Selbstbewusstseins war dringend erforderlich. Also entschloss ich mich, das Haus am See zu suchen, welches sich in einer nächtlichen Vision vor meinem inneren Auge zeigte. Das runde Dachfenster war das visuelle Zeichen.

Beziehungen sind immer wieder in die Brüche gegangen, mein Herz war andauernd tief verletzt worden. Ich fühlte mich beziehungsunfähig. Mein damals noch unerlöstes Vater-Thema. Dann, als ich ganz tief gefallen war, tiefer ging es nicht mehr, kam die Wende. Der Lichtblick in meinem Leben. In der Weiterbildung (Psycho-Kinesiologie IV) hatte ich einen jungen Mann kennengelernt. Er kam während der Mittagspause auf mich zu und ein Wiedererkennen auf der Seelenebene bestand meinerseits, vom ersten Moment an. Seine Augen hatte ich schon Monate zuvor im Traum gesehen. Er, einiges jünger als ich, mit einem grossen Herz und mit einer feinen Seele, war ebenso wie ich selbst, offen für die Spiritualität. Nach langem Irrgarten nach der Selbstsuche erlangte mein

Suchen den ersten Wandlungsschritt. Ich begann zu erwachen. Ich wurde angefragt, ihn zu einer Meditation zu begleiten, wo ein grosser Heiler anwesend sein würde. Ich hatte den Namen des Heilers noch nie gehört. Neugierig und suchend wie ich war, nahm ich diese Einladung an. Zwei Stunden Autofahrt, vom Kanton Luzern in den Kanton St. Gallen, für eine Meditation (die sich später noch mehrfach so zeigte), kein Weg war mir zuviel, da mein Herz mir den Weg zeigte.

Also öffnete ich meine Augen und mein Herz. Es fühlte sich sehr gut an. Von meinem Herzen geführt, durfte ich bei den Ersten in der Schweiz sein und diesen grossen Heiler kennenlernen. Sein Name: Attilio Ferrara.

3. «Ich gebe dem Menschen das zurück, was er verloren hat» (Attilio Ferrara)

Ich fühlte die besondere Frequenz erstaunlich stark im Raum, als ich den Raum betrat, wo Attilio Ferrara persönlich anwesend war. Mein Herz klopfte wie wild. Seine ersten Worte in der Meditationsrunde: «Ich gebe dem Menschen das zurück, was er verloren hat». Klarer und deutlicher konnte er sich nicht ausdrücken, was sich von diesem Zeitpunkt bis zum heutigen Tag genau so zeigt. Attilio ist kein Mann grosser Reden, umso mehr von Taten. Diese zentrierte Ruhe. Diese allumfassende liebevolle Kraft, die von ihm ausgeht, ist unbeschreiblich. Ich fühlte mich sofort wohlig und behaglich und zu Hause angekommen, in dieser wundervollen Frequenz. Dies bestätigen immer wieder Schüler, die ihn genauso wahrnehmen. Ein echtes Gefühl von Heimat kam in mir auf und öffnete und erwärmte mein Herz. Darauf folgte ein noch heftigeres Herzklopfen. Ich fühlte mich sonderbar, gespannt auf die Dinge, die da kommen, mit einem beglückenden, unbekannten Gefühl im eigenen Herzen.

Ich las einmal, dass das Kennzeichen eines Erleuchteten sei, dass dieser Mitgefühl für alle hat. Das sei sehr selten zu finden. Doch die Begegnung mit Attilio bestätigte mir genau das.

Heute bin ich überzeugt, Attilio hat mir damals (und wahrscheinlich vielen anderen auch) - mein, durch Schmerz und Kummer, verschlossenes Herz geöffnet. Fast alles, was er erzählte, schrieb ich wortwörtlich auf. Seine Weisheiten faszinierten mich auf meinem suchenden Weg. Anfänglich hatte ich zwar sprachliche Barrieren, denn er sprach als Sarde in einem gebrochenen Deutsch. Doch mehr und mehr begann ich ihn wirklich zu verstehen. Mein Herz verstand ihn von Anfang an.

Seit 2001 bin ich in den Lehren von Attilio Ferrara. Mein Herz hat mich in seine Lehren geführt, sodass ich mich selbst finden durfte und in meine Kraft kommen konnte. Dafür bin ich überaus dankbar. Dank dem, dass ich in meinem Leben «die Extreme» erfahren durfte, erkenne ich nun meine eigene Mitte und kann verstehen, wohin mein Weg mich heute führt. Das spirituelle Wissen und die Geschenke, die sich auf diesem Weg von alleine ergeben haben, wie Hellfühligkeit, Hellsehen, Hellhören, Hellriechen, nehme ich in grosser Dankbarkeit an.

Attilio Ferrara erzählte, dass er früher 27 Jahre lang als Elektromechaniker auf einer Werft in Hamburg gearbeitet habe. Also ein Mensch wie wir alle, der das Leben von allen Seiten kennengelernt hatte, durch seine Aufgaben als Ernährer, Ehemann, Familienvater, zusätzlich als Heiler und als Botschafter. Sein Wesen ist eher zurückhaltend und sehr bescheiden. Seine spannende und wahre Erzählung, wie ihm eines winterlichen frühmorgens Gott in Form einer Feuersäule erschien, war sehr beeindruckend und aussergewöhnlich. Er meinte, dieses Ereignis sei für ihn wegweisend gewesen. Ihm wurden dadurch neue Wege eröffnet, die er zu begehen hatte. Gott weist ihm den Weg.

Dann erzählte er von seiner ersten Sinai-Reise vom März 2002. Er war bei den Beduinen (das sind freie, arabische Nomadenvölker) in St. Katharin. Dort hat er Regen in die Wüste gebracht, zum Erstaunen aller Beduinen und aller, die mit ihm auf dieser

Reise waren. Niemand konnte es nachvollziehen, dass es nach so langer Trockenzeit nun plötzlich in der Wüste regnete. «Ich habe den Regen materialisiert», meinte Attilio. Mit Kamelen sei er auf den Mosesberg gepilgert, bis auf 1800 m und das letzte Stück zu Fuss gegangen. Auf dem Mosesberg sagte ihm eine Stimme, dass er dort eine Lichtsäule erstellen solle, wo er einen Lichtfleck von 4 – 6 m2 erkennen konnte. Beim Aufbau der Lichtsäule kamen energetische Ringe heraus, wie wenn man einen Stein in einen See wirft. Die energetischen Wellen durchfluteten das ganze Gebiet des Mosesberges (spürbar bis zum heutigen Tag). Sogar im Dorf hatten die Beduinen die Lichtsäule gespürt. Weiter erzählte er, dass er an Zypressen und alten Olivenbäumen vorbeigekommen sei und auf halber Höhe (in der Nähe der Elias-Kapelle) übernachtet hätte. Da es sehr kalt war, habe er eine energetische Glocke um den Schlafplatz herum aufgestellt, die Wärme abgab, dadurch wurde es nachts nicht zu kalt. So konnten alle gut schlafen und niemand musste frieren.

Als er im Dorf angekommen sei, bei St. Katharin, in der Oase, wo Palmen stehen, die 35 – 40 Meter hoch ragen, dort wohnte ein Scheich, der als Hellseher mit Menschen arbeitet. Er wohnt in einem Haus, das aussehe wie eine Kirche. Ein Raum war zum Kochen, der andere ganz leer. In diesem leeren Raum erstellte Attilio eine Lichtsäule und er erkannte, wie sich diese Lichtsäule drehte. In dieser Frequenz standen sie etwa 30 Minuten. Im Raum wurde es ganz kalt und der 25jährige Neffe des Scheichs hatte schnell die Tür zugemacht, weil er glaubte, die Kälte käme von aussen. Die Kühle kam jedoch aus der Lichtsäule, welche ein klares Zeichen von Göttlichkeit zeigt. Später erklärte uns Attilio, wiederkehrend, «wahre Göttlichkeit zeigt sich in Kühle, Wind und Feuer».

Nochmals sagte Attilio: «Meine Aufgabe ist es, dem Menschen das wiederzugeben, was der Mensch verloren hat». Früher lebten die Menschen sehr spirituell und eng mit Gott verbunden. Dabei erwähnte er zum Beispiel Pharaone, oder König Arthur.

Diese waren geistig sehr stark und konnten mit ihren Gedanken viel zerstören oder Gutes bewirken.

Meine klar empfangene Herzensbotschaft

Deutlich spürte ich in mir meine neue Aufgabe auf mich zukommen. Schreiben, über Attilio Ferraras Wirken und über seine Lehre. Er selbst tat es nicht. Seine Antwort, warum er nicht schreibe: «Das tun die Schüler, die fühlen, dass sie es tun sollen». Bei dieser Aussage wurde in meinem Herzen eine intensive warme Ausdehnung spürbar, sodass ich innerlich klar wusste, er meint mich. Attilio ist sehr weise, kennt auf jede Frage die richtige Antwort, und bringt hier etwas ganz Neues auf die Erde. Etwas, was es hier so noch nie gegeben hat. Macht und Weisheit sind seine Erkennungszeichen. Er kam, um uns wie einst «Moses oder Jesus» einen neuen Weg zu zeigen, wo der Mensch sich orientieren kann. Wie der Mensch zu Gott zurückfinden kann. Wer die Essenz seiner Lehren mit dem Herzen verstanden hat, dieser neue Weg im eigenen Alltag umsetzt, Altes loslässt und neu anfängt, bewegt sich direkt in die Göttlichkeit. Die erhöhten Frequenzen bewirken ein grenzenloses Wachstum des eigenen Bewusstseins. Dadurch wird der Mensch mit der Natur wieder eins. Wer Augen und Herz geöffnet hat, der fühlt sich von diesem Weg angezogen und hat verstanden. Ein unendlich grenzenloses Geschenk.

4. «Meine Lehre wird nie verloren gehen, sie bleibt immer im Herzen der Menschen» (Attilio Ferrara)

Attilio vermittelt klar und deutlich, dass seine Schüler durch AUNDA *healing* direkt mit der Göttlichkeit verbunden werden. Dieser Weg führt zurück ins eigene Urwissen. In unser Einssein mit Gott. Das Bewusstsein, zu erkennen, wer man ist und welche Lebensaufgabe ein jeder Mensch hier auf der Erde hat, ist eine weitere Erkenntnis, die uns zufällt (im Sinne von zufallen). Durch seine Lehren und den damit verbundenen Frequenzerhöhungen werden die Menschen aufgefordert, den wahren Weg Gottes zu erkennen und ihn zu gehen. Die Frequenzerhöhungen nennt Attilio «Weihen nach Attilio Ferrara». Diese haben nichts mit Einweihung zu tun, jedoch mit dem Erhöhen der eigenen Frequenzen und dadurch ein erweitern des eigenen Bewusstseins. Dieses zeigt sich durch den immer klarer offenbarten Weg. In die eigene Mitte zu finden, in die wahre Göttlichkeit und in die Verbindung mit der inneren führenden Stimme, das ist unser Weg. Wir dürfen selbstverständlich immer selber frei wählen. Wir sind uns selbstbewusst. Ebenso sagt Attilio wiederkehrend: «Meine Lehre wird nie verloren gehen, sie bleibt immer im Herzen der Menschen». Sie ist so klar und so prägnant, dass der Mensch sie leicht im Herzen bewahren kann. Seine Lehre ist nichts zum Auswendiglernen. Sie fliesst fühlbar direkt ins Herz der Menschen und die Frequenzen sind spürbar und erfüllend für den, der sich ganz öffnet. Das eigene «Aufblühen» ist das feine Resultat. Dadurch kann der Mensch sich selbst verwirklichen und kommt so in sein wahres Potential.

5. «Nehmt euch Zeit für diesen Weg» (Attilio Ferrara)

Jeder Mensch hat die Freiheit, diese Zeit der Lehren für sich selbst einzuteilen. Es gibt absolut kein Muss in Attilios Lehren. Jeder Schüler ist frei und wählt für sich selbst. Attilio äusserte sich anfänglich: «Für die Lehren 1 – 7 nehmt euch 10 – 15 Jahre Zeit». Seine Lehren sind eine echte Persönlichkeitsschulung und verändern die Menschen beachtlich. Die tiefe Veränderung eines Menschen braucht Zeit. Die Seele braucht Zeit, Altes aufzuarbeiten und vor allem loslassen zu können. Geistig geht es viel schneller, doch die Seele und der Körper brauchen überwiegend mehr Zeit dazu. Seien wir also geduldig auf diesem Weg. Lassen wir die zu schnellen Wachstumsschritte auf der Seite und lernen, auf das eigene Herz zu hören. Ein jeder erhält im Inneren den Impuls, wann er wirklich bereit für den nächsten Schritt ist. Ein grosses Selbstbewusstsein wird dem Schüler zuteil, sowie ein grenzenloses Wachstum auf diesem kraftvollen Weg.

Jeder Schüler darf jederzeit eine Pause machen, ganz aussteigen, oder später irgendwann wieder einsteigen – er ist vollkommen frei, zu kommen und zu gehen, wie es sich für ihn stimmig anfühlt. Diese Freiheit in Attilios Lehren, ist eine wunderbare Begebenheit, wirklich frei und im eigenen Tempo den Herzensweg zu gehen.

6. «Lernt von euren Eltern» (Zitat Attilio)

«Wenn ihr seht, dass es eure Eltern gut in ihrem Leben gemacht haben, tut es ihnen gleich. Lernt von euren Eltern. Seid gute Vorbilder für eure Kinder. Wenn ihr aber erlebt habt, dass eure Eltern ein schweres Leben geführt haben, lernt von ihnen und tut es anders. Macht nicht dieselben Fehler, wie sie gemacht haben. Verurteilt (sich teilen von der Urquelle) nicht. Tragt Sorge eurem Körper, eurem Lebenswandel, euren Seelen; seid sorgsam im Umgang mit anderen Menschen. Wählt den Weg der Mitte, des Bewusstseins, der Reinheit und der Liebe.» Dies beginnt mit der Ernährung, führt über die bewusste Lebensführung bis hin zur Förderung der geistig-seelischen Schulung.

Seid liebevoll zu euch selbst und zu anderen.
Dient den Menschen.
Seid ein gutes Vorbild.

Je mehr Licht in uns fliesst, umso mehr zeigt sich der eigene Schatten. Wie, wenn man in einem dunklen Raum eine Kerze anzündet, eine weitere dazulegt, dann wieder eine und wieder eine. Es gilt wirklich, die dunklen Anteile anzuschauen, sie aufzulösen, um dann frei weitergehen zu können. Dazu hat Attilio das Spezialseminar Musterauflösung entwickelt, wodurch es möglich wird, mit dem «Symbol der Einheit» alte Muster ganz loslassen zu können. Durchgeführt werden diese Auflösungen von versierten Coaches.

7. «Öffnet euer Herz» (Attilio Ferrara)

Wer mit verschlossenem Herz durch die Welt zieht, verschliesst sich vor sich selbst, vor den Mitmenschen, vor der Wahrheit, vor der Göttlichkeit, die sich überall, vor allem in der Natur offenbart. Wenn ich blind bin, nicht hinschauen will und nicht erkenne, dass es noch eine grössere Führung in und durch mich gibt, komme ich nicht weiter.

Das Stehenbleiben im Leben, oder das sich im Kreise drehen, kennt wohl jeder Mensch. Ist es das, was mich fördert oder weiter bringt? Wohin will ich denn eigentlich? Was will ich erreichen? Ist es wirklich ausschliesslich äusserer Reichtum, Ansehen, Erfolg, und so weiter – oder sind es nicht vielmehr die inneren Werte, die mich zutiefst erfüllen?

Wie Attilio uns sagte, «sei bereit, deine blinden Augen zu öffnen, dein verschlossenes Herz zu öffnen» und siehe da, - es zeigt sich ein Weg, der so in dieser Art und Weise noch nie gesehen, gefühlt, noch erkannt wurde.

Lasse dich auf diese Reise ein, wähle den Weg deines Herzens, des Vertrauens, der Weisheit und der Erkenntnis.

8. «Ich bin hier, um den Weg zu zeigen und die Wahrheit zu offenbaren» (Attilio Ferrara)

Durch die einzigartige Lehre von Attilio Ferrara erhält der Mensch einen neuen Weg. Dieser Weg führt die Menschen zur Erkenntnis und dadurch zur Wahrheit. Der Weg der Erkenntnis, der uns direkt in die Göttlichkeit führt. «Meine Aufgabe ist es, Meister zu schaffen». «Jeder von euch ist ein Meister, etwas Aussergewöhnliches», sagt er zu seinen Schülern. «Ich habe die Aufgabe, die Lehre der Heilung zu geben und zu erweitern».

Im Seminar erzählt er uns von Jesus, der einst zwei Dimensionen eröffnet hatte. «Es gibt auch geistige Dimensionen. Doch ihr solltet vorerst hier auf der Erde zurechtkommen. Dann erst sei es Zeit, für andere Dimensionen». Er sagte uns: «Es wird einen Kurzschluss geben, und dann weisst du, wer du bist». Karma ist nicht integriert in dieser Lehre. Dazu Attilio: «wenn du die Vergangenheit suchst, wirst du immer das Leiden finden». «Wenn ein Leiden da ist, soll man herausfinden, warum es da ist. Dann kann man es loslassen».

«Die Vergangenheit ist nicht mehr wichtig. Alles ist im Jetzt. Es gibt keine Vergangenheit und keine Zukunft».

Diese Lehre, die Attilio uns hier gibt, ist eine Lehre, die uns hier auf Erden in die Meisterfrequenz führt und die wir auch in weiteren Leben fortsetzen werden. Wunderbar, was seinen Schülern hier Unermessliches durch diesen kraftvollen Weg eröffnet wird.

9. «Gehe den Weg der Mitte» (Attilio Ferrara)

Beim Lebenswandel, den jeder Mensch für sich selbst frei wählen darf, (wir sind frei und selber Schöpfer unseres Lebens) ist es sehr zentral, den Weg der Mitte zu gehen. Wie? Keine extremen Lebenssituationen erschaffen. Kein Stress. Immer mehr Zeit finden, in die eigene Mitte zu kommen. Bei sich selbst ankommen.

Wie? Es gibt unzählige Methoden, um diesen Weg zu finden. Unterstützungen findet man zum Beispiel bei regelmässig besuchten Meditationen nach Attilio Ferrara (zum Beispiel Vollmond und Neumond-Meditation) oder mit der Teilnahme des Heilkreises nach Attilio Ferrara. Hier treffen sich Menschen, die sich vom Alltag loslösen möchten, Zeit finden wollen für sich selbst, unter Gleichgesinnten sein, spirituell zu wachsen, die eigene Ruhe finden, Kraft tanken, heil werden, neue Wege erkennen und diese selbstbewusst gehen.

Durch die hohen Frequenzen, die in den Meditationen oder Heilkreisen fühlbar sind, können Menschen wahrlich wachsen, heil werden und sich selbst finden.

Menschliche Versuchungen sind stets präsent. Jeder entscheidet selbst, wohin des Weges. «Lasst euch nicht versuchen». «Wählt den Weg der Mitte», wie Attilio sich äussert.

Ein Schüler fragte darauf Attilio: «Wie weiss ich, dass ich in der Mitte bin?» «Die Mitte fühlt sich leicht an», entgegnete ihm Attilio kurz und präzise.

10. «Ich werde die besten Lehrer und Heiler schaffen» (Attilio Ferrara)

Ein Schüler fragte einst Attilio:
«Sai Baba war ein Avatar und was bist du?»
Attilio antwortete ihm, «der Unterschied ist:
Sai Baba war ein Avatar, ich mache Avatare»,
dies sagt Attilio mit einem wohlweislichen
Schmunzeln auf seinen Lippen.

«Diese Lehre ist die Gabe Jesu und die Macht Moses».

«Das gesprochene Wort heilt ebenso».
«Du bist geheilt», wenn der Heiler das sagt, ist es das Höchste».

«Erkenne, wer du bist».
«Erkenne, dass du nicht leiden sollst».
«Erkenne, dass du die Schmerzen sofort loslassen kannst».

Im AUNDA *healing* (Lehre 1 und Lehre 2) werden die Schüler in «die Kunst des Heilens» eingewiesen. Ihnen wird spürbar vermittelt, dass durch die eigenen fühlbaren Frequenzerhöhungen, die fortlaufend in den Ausbildungen angeboten werden, die persönlichen Heilfrequenzen des Schülers erhöht werden.

«Der Glaube spielt beim Heilen eine wesentliche Rolle.»
Doch Attilio ist sich sicher, seine Lehre, seine Lehrer (Frequenzvermittler) oder spirituelle Coaches und Heiler werden die Besten sein. Denn diese unglaublich hohen Heilfrequenzen, die hier weiter gegeben werden, sind einzigartig auf dem Planeten Erde.

Ostern 2012 hat er die gesamten Frequenzen seiner Lehrer und Lehren um 25% erhöht. Dies war ein wunderschönes

Geschenk – und Geschenke macht Attilio immer wieder. Sein grosses Herz berührt die Herzen seiner Schüler. «Die Lehrer in meiner Lehre sind Meister», sagt Attilio. «Meine Aufgabe ist es, Botschafter und Heiler zu sein,» sagt er bescheiden von sich selbst.

11. «Meine Lehre ist die Macht, die von der Göttlichkeit geschickt wurde, damit der Mensch nicht alleine ist» (Attilio Ferrara)

«Meine Lehre ist die Lehre der Liebe,
der Macht und der Heilung.»
«Meine Lehre ist die Macht, die von der Göttlichkeit
geschickt wurde, damit der Mensch nicht alleine ist».

Wer die kraftvolle Einzigartigkeit verstanden hat, in Attilios Lehren göttliche Symbole wie Sonne, Mond, heilige geometrische Formen und heilige Farben dreidimensional wirkend in Räumen aufbauen zu können, bleibende Lichtsäulen im Innen und Aussen zu erstellen, und so weiter – der erkennt, dass die Göttlichkeit fühlbar präsent ist.

Seine Metapher: «Das ist wie mit der Sonne. Sie scheint einfach, so ist es mit der Liebe.»

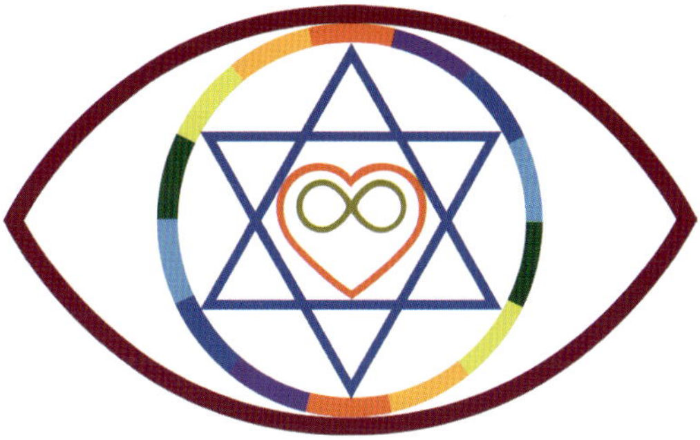

Erkenne die göttliche Kraft der unendlichen, bedingungslosen Liebe.

Zur Erklärung des Mandalas seiner Lehre äussert sich Attilio wie folgt: «Meine Schüler haben dieses Mandala sozusagen als Erkennungszeichen erhalten. Es zeigt meine Lehre. Du kannst auf die liegende Acht im Mandala meditieren. Meditiere und es wird dir Tore öffnen. Das ist der Blick ins Unendliche. Dadurch bekommst du Informationen. Dieses Seelenmandala der Lehre hatte damals Christel Huss-Ferrara mental erhalten. Sie hatte diese Eingebungen immer wieder und so kommt es, dass meine Schüler ihre eigenen Mandalas erhalten haben. Für jeden Schüler zeigen sich so seine individuellen Wege und Weisungen.

Meditieren ist nicht täglich nötig. Schöne Musik oder auch Power Musik und Tanzen lösen ebenso gestaute Energien. Tanzen ist zudem wie Erdung. Strebt nicht immer nach oben, sonst gibt es kein Wachstum. Ein Spaziergang im Wald, in die Natur, in die Berge und die Sonne geniessen, das ist oft viel hilfreicher» .

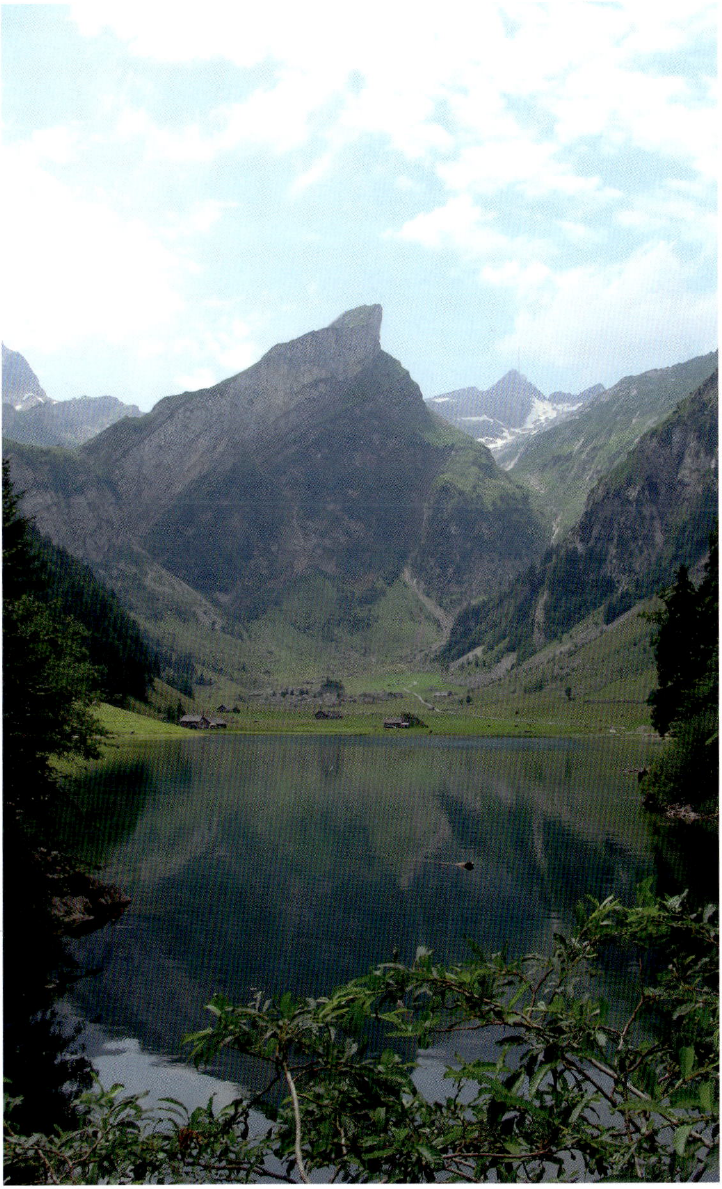

12. Wer mit diesen Frequenzen arbeitet, bekommt das, was er zum Leben braucht. (Attilio Ferrara)

Vertrauen zu finden für diesen Weg, erfordert wirklich die Fähigkeit, offen, hingebungsvoll zu sein und glauben zu können. Das Ziel ist der Weg der individuellen Selbstverwirklichung. Erst dann, wenn ich wirklich weiss, wer ich bin, meine Fähigkeiten nutzbringend einsetzen kann, bin ich im göttlichen Fluss und erlange die vollkommene Selbstverwirklichung. Das, was sich tief im eigenen Herzen offenbart und gelebt werden will, zeigt sich dadurch klar und deutlich.

Meine persönliche Situation vor der Lehre: Ich arbeitete im Pharma-Aussendienst und erarbeitete in dieser Stellung nach einigen Jahren eine gute Position. Mein Leben war damals in finanzieller Fülle und meine Aufgaben als alleinerziehende Mutter, Therapeutin und Power-Frau im Aussendienst, sehr abwechslungsreich und mit Stress verbunden.

Ja, ich habe mich körperlich verausgabt. Trotzdem hatte ich immer wieder die Kraft, weiter zu machen und meinen grossen Wissensdurst zu stillen. Der Hauptgrund, warum ich nicht mehr dieser Aussendienst-Tätigkeit nachgehen wollte: Ich verkaufte verschiedene Medikamente, wie zum Beispiel Breitspektrum-Antibiotika (auch für Kinder) und sah, wie schnell diese verschrieben oder gekauft wurden, um immer das Modernste einsetzen zu können.

Pharma-Firmen forschen wacker weiter und bringen stets neue Produkte auf den Markt. Immer mehr Resistenzen werden dadurch gezüchtet. In vielen Praxen war damals, in den 90er Jahren, der finanzielle Anreiz ein modernes, teureres und ein noch breiter wirksameres Antibiotikum zu verkaufen, hoch im Kurs. Ich hatte das mitunterstützt. Mein Gewissen plagte mich zunehmend. Als dann zusätzlich noch die Abtreibungspille ins Sortiment kam und ich diese mitverkaufen sollte, war das zuviel für mich. Ich konnte und wollte diese Arbeit nicht mehr länger unterstützen.

Wie überall im Leben, gibt es auch hier eine positive Perspektive. Dank dem guten Verdienst konnte ich mich ständig im ganzheitlichen Gesundheitsbereich weiterbilden. Von diversen Massage-Ausbildungen, zur Psycho-Kinesiologie bis hin zur Naturheilkunde. Alles, was mich interessierte und wo mein Herz mich hinführte, saugte ich in mich auf. Ständig besuchte ich Weiterbildungskurse und belegte Ausbildungen im körperlichen und seelischen Bereich. Ich liess mich von meinem Herzen führen. Bis hin zum geistigen Wissen, zur Heiler-Ausbildung (AUNDA *healing*) bei Attilio Ferrara, verging einige Zeit.

Im Jahr 2001 durfte ich dann Attilio kennenlernen und belegte so beinahe jedes Jahr eine Lehre. Er sagte: «Wer mit diesen Frequenzen arbeitet, bekommt das, was er zum Leben braucht». Eine starke Aussage. Und es zeigte sich, dass dies genau so stimmte. Doch bei mir waren die menschlichen Prüfungen enorm.

Obschon ich den Pharma-Aussendienst, dieses gestresste Besuchen der Äerzte mit Medikamenten, in der ganzen Zentralschweiz liebte, konnte ich es nicht mehr vereinbaren mit meinem Gewissen. Also wollte ich diesen gutbezahlten Job ablegen und wagte den Weg in die Selbständigkeit. Ein grosser Schritt für mich. Als Therapeutin, die mit der Krankenkasse abrechnete und dafür jährlich viele Nachweise erbringen musste, konnte ich schnell erkennen, dass viele Klienten kamen, nur weil es die Krankenkasse zahlte, es ihnen schnell besser ging und weil ich ihnen sympathisch war. Ihre Beschwerden linderten sich, ein offenes Gespräch, ein fühlendes Herz und Zeit für den Klienten zu haben, ist für viele hilfreich und heilend.

Das EMR (Erfahrungsmedizinische Registeramt) und die Krankenkassen, machen den Therapeuten Vorschriften, welche verlangten Weiterbildungskurse anerkannt sind und welche nicht. Jedenfalls sind die Heiler-Ausbildungen nach Attilio

Ferrara nicht anerkannt. Aber mein Herz hat mir immer wieder das gute Gefühl geschenkt, dass ich durch Attilios Lehren auf dem für mich ehrlichen und richtigen Weg bin. Das gab mir den Mut, aus dieser EMR-Vereinigung auszutreten, um wirklich nur noch Menschen zu begleiten, welche effektiv bereit waren, in ihrem Leben etwas zu verändern. Und nicht Menschen, die nur kamen, weil es die Krankenkasse zahlte. Wieder wurde ich schräg «angeschaut». Man hat mich abermals gefragt, ob ich diese Sicherheit, mit der Krankenkasse abzurechnen, wirklich aufgeben wolle? Doch tief in meinem Herzen spürte ich die Wichtigkeit, zu meiner Wahrheit zu stehen. Folglich führte mein Herz mich noch tiefer in die Lehren von Attilio Ferrara. Parallel dazu machte ich ein Studium als Naturheilpraktikerin, welches drei Jahre dauerte. Als eidgenössisch diplomierte Pharmareferentin war es für mich wichtig, ebenso die naturheilkundlichen Wege zu kennen.

Mein Inneres erkannte jedoch schnell, dass dieses geistig-spirituelle Wissen, die wertvolle Lehre von Attilio Ferrara, nicht zu überbieten ist. Mit Hingabe und ganzem Herzen, sorgfältig und einfühlsam, diese göttlichen Frequenzen weitergeben zu dürfen, sowie darüber zu informieren, zu schreiben und dies vorzuleben, ist für mich ein grosses Geschenk.

Wie findet man nun die eigene Selbstverwirklichung? Wohin führt effektiv der eigene Lebensweg? Zwei wichtige Fragen eröffneten sich mir: Worin lag meine Leidenschaft? Wie oder mit was hatte ich mich als Kind hingebungsvoll beschäftigt?

Als Kind hatte ich endlos immer wieder mit Puppen und Teddybären gespielt, die meine Schüler waren. Ich spielte «Schule». Eine weitere, sehr innige Leidenschaft war das Schreiben. Ich führte seit meinem 9. Lebensjahr ein Tagebuch, wo ich hingebungsvoll meine ganz persönlichen Erlebnisse und Gedanken aufgeschrieben hatte, da ich mich oft als Kind unverstanden fühlte und mich mit niemandem austauschen konnte.

In der Schulzeit bevorzugte ich das Fach Religion besonders. Vor allem die Geschichten von Jesus und seine vollbrachten Wunder faszinierten mich seit jeher. Aufgewachsen war ich in einer katholischen Familie, neben der Kirche. Mein Schulweg, über den Friedhof, liess mich oft zu einem Abstecher in die Kirche leiten. Die riesigen Fresken und Gottesbilder waren stets und sind bis heute, eine künstlerische Pracht, die mein Herz berührt. Beide Grossmütter und meine Mutter waren tiefe Verehrerinnen der Madonna. Fast in jedem Raum des grossen Hauses, stand beschützend eine Madonnenfigur. Die tiefe Verbundenheit zur weiblich göttlichen Begleiterin wurde mir bereits in den Kinderjahren mitgegeben.

Meine seinerzeit entwickelte Andersartigkeit, meine Hellfühligkeit und Hellsichtigkeit wurde oftmals nicht verstanden. Die Eltern hatten kaum Zeit für uns Kinder, ihr Geschäft verlangte ihre ganze Aufmerksamkeit, Hektik und Stress war ihr Alltag. Meine Kräfte habe ich in der Kindheit gar nicht bewusst wahrgenommen. Ich glaubte, dass alle Menschen diese Fähigkeiten hatten. Dass ich Wolken auflösen konnte durch meine mentale Gedankenkraft, war mir so natürlich, wie das Sehen und Spüren von dunklen Energien bei Menschen.

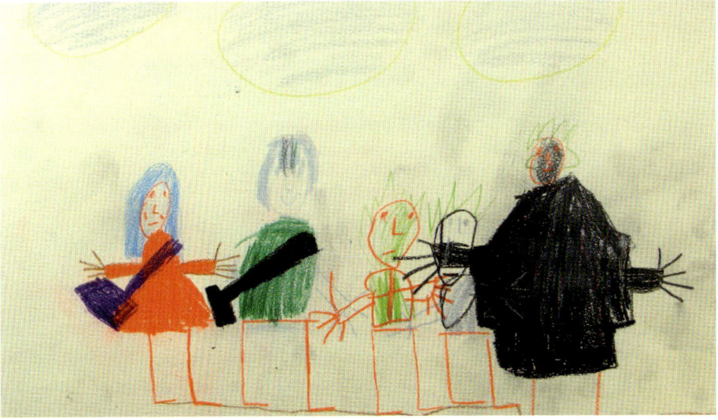

Bild vom Kindergarten, 1970.

Stets meinem Herzen folgend, konnte ich später in meiner Arbeit als Therapeutin, unabhängig werden von vielen Mittelchen, Tropfen, Tabletten, Geräten und Testsätzen, um vermehrt mit der Kraft Gottes zu arbeiten. Es galt, sich als Werkzeug Gottes zur Verfügung zu stellen, um im göttlichen Kanal zu sein. Der Glaube ist dazu das wichtige Element. Das ist der Weg meiner Herzenswahrheit.

Dafür gab ich meine finanzielle Sicherheit auf, kehrte meinem erfolgreichen Geschäftsleben den Rücken zu und lebte ganz spartanisch, manchmal nur von der Hand in den Mund, aber es reichte immer. Ich vertraute den Worten von Attilio, dass ich immer genug zum Leben hätte, wenn ich diesen Weg wählte. Ja, es ist immer genug da. Ich lernte bescheiden zu sein. Sich mit weniger zufrieden zu geben.

Das Schönste was ich erlebe, wie sich die Schüler, welche ich coachen darf, grossartig entwickeln. Jedes Mal in den Ausbildungen, wenn Frequenzen weitergegeben werden, wird das eigene Herz mit so unendlich, grosser göttlicher Kraft erfüllt, dass es eine wahre innere Erfüllung ist.

Wie man selbst mit weniger finanziellen Mitteln auskommen kann und wie die göttliche Führung wie eine Fügung immer im richtigen Moment fliesst! Das ist echtes Vertrauen, welches ich lernen durfte. So durfte ich Schritt für Schritt lernen, mich der göttlichen Weisheit vertiefter und vertrauensvoller hinzugeben.

13. Engel können nicht heilen, heilen können nur Menschen, die glauben, dass sie heilen können. (Attilio Ferrara)

So vertiefte ich meinen Glauben zusehends, bis ich immer tiefer diese schönen Erlebnisse erfahren durfte, dass die Verbindung in die göttliche Kraft Wunder vollbringen kann, wer sich dafür öffnet. Wunderschöne Heilbehandlungen die sofortige Wirkungen zeigten, machten dabei besonders grosse Freude. Die unglaublich kraftvollen Erzengel Alpha und Erzengel Omega, die in den Lehren von Attilio Ferrara angenommen werden können, sind dazu wahre Geschenke. Sie unterstützen uns im Hier und Jetzt (Erzengel Alpha) oder helfen bei der Auflösung der eigenen Vergangenheit (Erzengel Omega). Einen Erzengel fühlbar im Raum aufzubauen, ist eine wahre Freude und eine göttliche Fähigkeit.

Auch ich durfte lernen, (wider meinen veralteten Glaubenssystemen), dass Heilung nicht durch Engel geschieht, sondern nur von Menschen, die an sich selbst glauben. Diesen eigenen Glauben zu stärken, dazu kann man zum Beispiel hilfreich einen dieser beiden Engel «aufbauen» - das lernt man in der Erzengel-Ausbildung - und dem Engel eine Aufgabe, zum Beispiel: Glauben stärken, in Auftrag zu geben.

Es geschehen Wunder. Eine wahre Freude, mit diesen fühlbaren Engeln zu arbeiten. Von Zeit zu Zeit geben wir diese Erzengel-Ausbildungen, entweder zum Einstieg in die Lehre, sie können auch ohne Lehre angenommen werden, oder ideal geeignet für Wiederholer. Hier wird vermittelt, wie man im Alltag praktisch mit den beiden Erzengeln arbeitet. Der Erzengel Alpha und der Erzengel Omega standen bei der Krippe bei Jesu Geburt und am Grab bei seiner Auferstehung. Jetzt haben sie in dieser Lehre eine neue Aufgabe angenommen, zur beachtenswerten Freude der Menschen, die fühlbar mit ihnen arbeiten dürfen. Ebenso kann auch der aufgebaute Zauberring für solche Aufgaben Hilfe leisten. Als Anmerkung: Wir haben Dank Erzengel Alpha unser lang ersehntes neues Zuhause erhalten, welches wir uns sechs Monate zuvor genauso ausgemalt haben, wie es dann zu unserer Freude erfüllt wurde.

14. Eine innere Veränderung bringt auch eine äussere Veränderung. (Attilio Ferrara)

An mir selbst erkannte ich, wie ich mich verändert hatte, seit ich mit der Lehre angefangen hatte. Ich erwachte wortwörtlich. Dies zeigte sich in mehr Selbstbewusstsein und Mut, neue Wege zu gehen und die Kraft und das Vertrauen, egal was kommt, auf meinen Herzensweg zu vertrauen. Kein Stress mehr. Mehr Zeit für mich. Mehr Zeit zu investieren für die spannende Spiritualität dieser neuen Generation. Mein Weg in die Freiheit. Dies waren meine klar deutlichen Veränderungen. Die Kraft, mich selber zu heilen, mir ein gutes Lebensgefühl zu schenken, wenn ich mich zweimal täglich mit Licht auffüllte, sind angenehme Wege, um freier von Abhängigkeiten zu sein. Es gilt, mehr Eigenverantwortung zu übernehmen. Meine neu erlangte Gesundheit, war ebenfalls ein weiterer, wichtiger Schritt der Veränderung in meinem Leben.

Anderen Menschen, die offen waren, zu helfen, sie ebenfalls in ihre Kraft zu bringen und geistige Erkenntnisse aufzuzeigen, zu sehen, wie sie sich veränderten, wie sie wachsen konnten, all' das ist eine enorme Bereicherung. Meine rhetorischen Fähigkeiten und mein Selbstbewusstsein haben sich in diesen Ausbildungsjahren verändert. Was ich früher nie zu wagen glaubte, geschieht heute ganz natürlich. Heute kann ich vor einer Gruppe sprechen, was ich früher nie wagte.

Viele Hindernisse und Prüfungen holten mich ein, trotzdem - ich höre unentwegt auf mein Herz. Ich habe diese Kraft, trotz unzähliger Anfeindungen von Kollegen und Kolleginnen. Für Attilios Lehre setze ich mich vollumfänglich ein. Bremsen kann man mich nicht. Denn ich weiss, hierbei geht es um etwas viel Grösseres, als um niedere menschliche Gefühle und Emotionen. Es geht um den Weg in die wahre Göttlichkeit.

Auf meiner einstigen Vision vertrauend, fand ich viele Monate später das Haus mit dem runden Fenster am See, am Bodensee. Dort entstand für einige Jahre mein neuer Arbeitsort in der Selbständigkeit. Die Lehre von Attilio weitergeben zu dürfen, ist das grösste Highlight, da es meinem tiefsten Herzenswunsch entspricht. Die Göttlichkeit fühlbar zu leben und zu erleben, danach habe ich mich seit Jahren gesehnt.

Mehrmals kamen erneut grosse Prüfungen auf mich zu, wie zum Beispiel als man mich von der Lehre ausgeschlossen hatte, weil ich meine Wahrheit ausgesprochen hatte. Intrigen und Eifersuchts-Themen bewegten mich – auch im äusseren Spiegel erkennbar. Meine persönlichen Themen zeigten sich wunderbar zur Auflösung. Die innere Heilung erfolgte und die Wahrheit siegte. Mein Herz führte mich wiederum zurück zur Lehre. Sogar diesen Ausschluss habe ich überstanden und dies machte mich nur noch stärker.

Eine weitere Prüfung war ein körperliches Problem, welches ich mit der Frequenzarbeit nicht in den Griff bekam. Ich litt unter Cysten, diese waren schon seit zehn bis fünfzehn Jahren existent. Immer wieder war ich gezwungen, Ultraschallbilder machen zu lassen um zu sehen, ob sie nicht doch wieder weiter wuchsen? Der Arzt meinte kontinuierlich, «aber jetzt müssen wir doch operieren, er könne bei dieser Grösse keine Verantwortung mehr übernehmen.» Man hat mir also richtiggehend Angst gemacht. Doch immer noch gab ich nicht auf, versuchte bei mehreren Heilern diese Cysten wegzubringen, doch es klappte nicht. Je grösser sie wurden (je mehr Aufmerksamkeit ich darauf richtete), desto mehr Beschwerden bekam ich. Mein Hauptproblem war: ich kam nicht an den Auslöser des seelischen Themas heran. Bei anderen sieht man sofort, wo es drückt, doch bei sich selbst, ist man blind. Auch diese Prüfung war zu bestehen.

Leider hatte ich nach all' den Jahren die Geduld nicht mehr, der Druck der Ärzte war zu gross, und der Druck und der Schmerz in meinem Bauch nahm ebenso zu. Also entschied ich mich für die operative Entfernung. In mir fiel ein Idealbild zusammen. Ich war Heilerin, und konnte mir selbst nicht helfen. Dies zeigte mir ganz klar, dass ich mit der Frequenzarbeit nicht alles in den Griff bekommen konnte, weil ich den eigenen Auslöser (noch) nicht erkannt hatte und mein Glaube noch zuwenig stark war.

Knapp ein Jahr später hat sich dieser Auslöser auf meiner Seelenebene plötzlich enthüllt. Es war meine heimliche Jugendliebe, die ich durch einen tödlichen Motorradunfall verloren hatte. Da ich während dieser Zeit als «Au-pair-Mädchen» in der Westschweiz tätig war, um Französisch zu lernen, hatte ich diesen tiefliegenden Verlust ganz massiv verdrängt.

Darauf habe ich das Thema dieses Verlustes in mir gänzlich aufgearbeitet, (mittels Musterauflösung nach Attilio Ferrara) und darum war ich mir sicher, dass diese Cysten nicht mehr heranwachsen würden. Und siehe da, bei der nächsten jährlichen Kontrolle, das Ultraschallbild blieb unauffällig. Das Thema war gänzlich bearbeitet. Ich überglücklich. Das war eine wichtige Lektion in meinem Leben.

Was habe ich gelernt? «Geduld ist eine meisterliche Tugend», die Worte von Attilio in meinen Ohren. Der Körper und die Seele brauchen länger. Der Geist kann sofort Taten umsetzen, wenn die Einheit dazu bereit ist, wenn jedoch die Seele und der Körper noch blockieren, braucht es viel Glauben oder/und Geduld. Im Energiefeld des Menschen sind die Veränderungen sofort sichtbar (wer hellsichtig ist), doch die Seele und der Körper des Menschen gehören auch zur Einheit. Darum, heilen auf allen Ebenen und wirklich loslassen, was blockiert. Wenn der richtige Zeitpunkt da ist, kommt alles ans Licht und zur Auflösung.

Es hiess für mich, (und für alle, die diesen Weg wählen): den eigenen Glauben stärken und ganz ehrlich hinzuschauen, um zu sehen, wo die persönlichen unerlösten Themen sitzen. Sie zeigen sich wunderbar im äusseren Spiegel. Es waren bei mir unzählige Themen, die mehr und mehr an die Oberfläche kamen. Je mehr meine Frequenzen erhöht wurden, je mehr Licht durchflutete mich, desto feinfühliger wurde ich. Meine aussersinnlichen Fähigkeiten wuchsen. Die eigenen dunklen Anteile kamen dadurch direkt an die Oberfläche. Thema für Thema durfte ich bearbeiten. Musterauflösungen ohne Ende, Seelenreinigung war mein Thema. Doch es hat sich gelohnt. Mit aufsteigenden Lehren wird es immer leichter. Es befreit. Traumhaft.

15. «Göttlichkeit verlangt absolute Reinheit» (Attilio Ferrara)
Es ist erst möglich, mit Gott zu kommunizieren, wenn wir darauf vorbereitet sind. Gottes Frequenz ist so enorm hoch, dass es uns «normale Menschen» verbrennen würde, wenn wir direkt in seiner Gegenwart sein würden. Darum ist es wichtig, wie Attilio uns erklärt, dass der Mensch seine Frequenzen erhöht. Dadurch wird es möglich, auf die Ebene zu kommen, wo ein Dialog direkt mit Gott möglich werden kann, deshalb auch seine einzigartige Lehre.

Der menschliche Körper ist oftmals verunreinigt, durch das, was der Mensch zu sich nimmt, sowie durch äussere Umwelteinflüsse. Eine innere Reinigung ist daher unumgänglich. Körper, Seele und Geist sind eine Einheit, und als solche auch zu behandeln und zu reinigen.

Reinigung für den Körper
Es gibt unzählige Methoden, den Körper innerlich zu reinigen. Ein sehr innovatives Produkt, welches Attilio Ferrara mit einer göttlichen Frequenz versehen hat, ist das «La Purezza» = die Reinheit. Ein Produkt, auf der Basis eines Silicium Dioxyd Zeolith, ($SiO2$). Diese Grundsubstanz gilt als das älteste Heil- Verjüngungs- und Schönheitsmittel der Menschheit. Durch die zusätzliche göttliche Information, sind erstaunliche Resultate erzeugt worden. Die Weltneuheit besteht darin, dass es bei jedem Menschen individuell wirkt, das heisst, den persönlichen Bedürfnissen entsprechend. Aura-Bilder vor und nach der Einnahme dieses Produktes sind so deutlich, dass es sich

hierbei um ein sehr hoch schwingendes, reinigendes, entsäuerndes und entschlackendes Mittel handelt. Demnächst wird es auch für Pflanzen, Bäume und Tiere ein La Purezza geben, um auch so die Probleme der Natur unterstützen zu können. Mehr Informationen darüber auf der Homepage: www.trinityfrequency.com

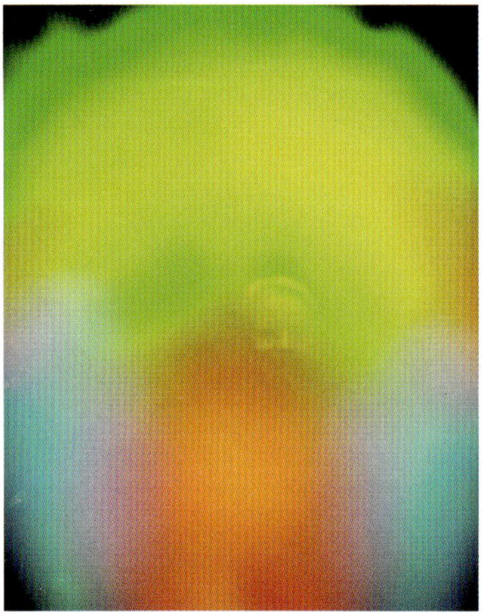

1)

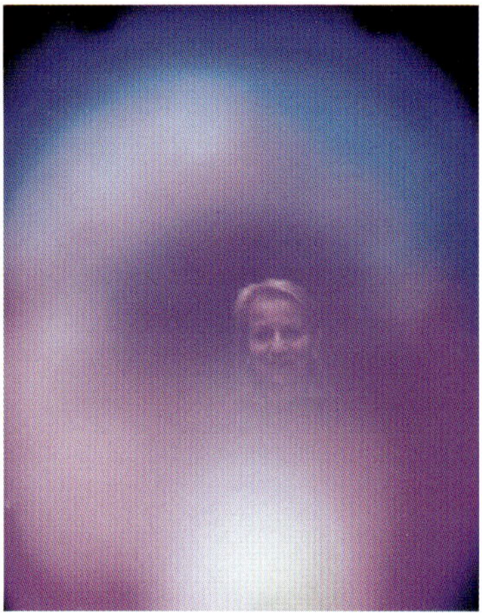

2)

AURA-Bild, gleiche Person, unmittelbar vor und nach der Einnahme von La Purezza:

Erklärung zu Bild 1
unmittelbar vor der Einnahme, die Übersäuerung im Verdauungstrakt (Orange) sieht man sehr deutlich, durch Menstruation und Verzehr von Süssigkeiten verursacht. Ansonsten gut zentriert und über dem Kopf das Orange, zeigt eine leichte mentale Blockade.

Erklärung zu Bild 2
Nur 2 Min. nach der Einnahme von La Purezza. Unglaublich, spannend und verblüffend: Mehr Präsenz. Die Übersäuerung

ist sofort weg. Eine ganz starke geistige Öffnung die stattfindet, am dritten Auge und Kronenchakra erkennbar. Klarheit im Kopf, die mentale Blockade ist aufgelöst. Die neue Erdung ist erkennbar im Energiekörper durch die Verbundenheit mit der Mutter Erde. Klare Verbindung zu den eigenen Fähigkeiten. Das Magenta zeigt Christus Energie und auch Herzenergie und ganz viel Heilenergie. Weiss zeigt die Reinheit, La Purezza = Reinheit.

Der ersichtliche Beweis, dass La Purezza nebst der Entsäuerung und Entschlackung den persönlichen Lichtkörperprozess fördert, Klarheit und Reinheit bringt und zur Verbindung zu den eigenen Fähigkeiten führt.

Reinigung für die Seele
Die Seele beinhaltet die Gesamtheit der Gefühle und Wertvorstellungen der Eltern, beginnend bei der Zeugung, sowie die eigenen erworbenen Gefühle, während des gesamten Menschenlebens.

Durch die Seelenreinigung, mittels Musterauflösungen nach der Lehre von Attilio Ferrara, können neue Bewusstseinszustände erschaffen werden. Hierbei wird die Seele im Ursprung von alten Mustern und Blockaden befreit, sodass der Weg der Seele rein wird und das Herz dadurch leichter. «Die Mitte fühlt sich leicht an», wie Attilio sich gerne äussert. Innerer Frieden kann sich so auf der Seelenebene einstellen.

Reinigung für den Geist
Im AUNDA *healing* arbeitet man auf Körper, Seele und Geistebene. Wer sich täglich zweimal behandelt, wie es in der Lehre 1 gelehrt wird, reinigt auf allen drei Ebenen. Der Glaube kann Berge versetzen, darum ist der Glaube ein wichtiger Faktor. Gemäss Attilio Ferrara entsteht die Reinigung des Geistes beim spirituellen Wachstum, welches in seiner einzigartigen Lehre stattfindet.

16. «Der Mensch soll zurückkommen zur Urquelle» (Attilio Ferrara)

«Meine Lehren zeigen den Weg in die Göttlichkeit», äussert sich Attilio, durch seine Aussagen und klaren Wege, die er uns vorlebt.

Durch ein unachtsames Leben, ohne viel Bewusstsein, nimmt der Mensch, angetrieben von seinen seelischen Wunden und Entbehrungen, den Weg über unzählige Kompensationsmechanismen. Er wird verlockt von modernen digitalen Medien wie Computer, Fernsehen, Zeitung, Zeitschriften, Werbung und so weiter, seinem Ego zu dienen, indem er sich auf den Weg der äusseren Verführungen macht. Er verfängt sich in den Vernetzungen durch das World Wide Web. Materielle Wünsche, wie ein beachtliches Auto, ein grosses Haus, teure Kleider, Schmuck, und andere Luxusgüter, üppige Mahlzeiten, Alkohol, Nikotin, Drogen und so weiter, all diese Äusserlichkeiten sind für ihn Seelentröster und geben dem Menschen ein scheinbar gutes Gefühl. Dabei werden die wahren Bedürfnisse der Seele nur fragwürdig befriedigt. Immer noch bleibt eine innere Leere zurück. Tief verborgen bleibt das Weitersuchen nach dem, was wirklich erfüllt. Auch hier gilt, menschliche Verführungen werden immer sein, die Frage ist nur, kann der Mensch die Mitte halten, oder verliert er sich im Extremen?

Attilios Lehre zeigt hier einen ganz neuen Weg. Der Weg zurück zur Einfachheit, zurück zum Einklang mit der Natur.

Der direkte Weg zur Urquelle, zur Göttlichkeit.
Die Wende des menschlichen Bewusstseins. Das Erwachen.

Erst wer mit der Göttlichkeit die Einheit wiedererlangt hat, ist zutiefst im Einssein. Dieser Mensch springt nicht mehr den Äusserlichkeiten nach. Sondern dieser Mensch hört die göttliche Stimme in sich, folgt ihr, vertieft sich in der Verschmelzung, findet die wahre Lebensaufgabe und erlangt die

Erkenntnis zum universellen Wissen und handelt nach seinem Herzen. Es entwickelt sich die Selbsterkenntnis und dadurch die Selbstverwirklichung. Dies geschieht alles im ganz normalen Alltag. Denn der Alltag ist das beste Lernfeld eines jeden Menschen.

17. «Mit Geduld wird man stark» (Attilio Ferrara)

«Geduld ist eine meisterliche Tugend», höre ich Attilio sagen, als ich ihm vor Jahren eine an ihn gestellte Frage unbedingt beantwortet haben wollte. Ich dachte damals, diese Lektion war wirklich für mich. Warum war ich so ungeduldig? War es mein Ego, das eine grosse Wissbegier in sich trug? Klar. Was der Schüler nicht in sich trägt, darf er mit «Engels-Geduld», wie man so schön sagt, im eigenen Alltag erlernen. Diese Lektion wurde für mich ebenso zur wesentlichen Aufgabe wie für viele, die auf diesem Weg sind.

Wer jedoch gelernt hat zu warten, nicht aufzugeben und fliessen zu lassen, wird mehr als belohnt. Selbst dann, wenn die Unklarheit oder Unsicherheit sich über einen längeren Zeitraum erstreckt. Attilios Zitat: «Mit Geduld wird man stark», traf mein Innerstes und reflektierte meine Seele. Denn meine Seele wollte stark sein, nach alledem, was ich erlebt hatte. Für mich hat es sich gelohnt, nicht sofort aufzugeben, wenn einmal etwas nicht so läuft, wie ich es gerne hätte (= Ego), sondern in den Fluss des Lebens zu kommen. Niemals aufgeben, ist meine Devise.

Wer geduldig seine Lehre annimmt und immer wieder einen Schritt weiter geht, wird durch sein eigenes Wirken belohnt. «In meiner Lehre wächst das eigene Bewusstsein Ferrarimässig», wie sich Attilio Ferrara mit einem Schmunzeln äussert. Diese Bekundung bestätigen unzählige Schüler, die spüren, was mit ihnen geschieht durch AUNDA *healing*. Für die Autorin persönlich bedeutet diese kraftvolle Lehre, der Weg in die eigene Freiheit und in die Selbstverwirklichung.

18. «Es gilt, die Prüfungen des Lebens zu bestehen» (Attilio Ferrara)

Es ist eine Kunst, jemandem von einem absolut neuen Weg zu erzählen, den es bisher so noch nie gegeben hat. Durch die Annahme der erhöhten Frequenzen, mehr Licht kommt ins Dunkel, zeigen sich die persönlichen Prüfungen im Alltag. Sie erfolgen meist schneller, als man denkt. Die wohl erste Hürde, die ein jeder Schüler annimmt, ist die des engsten Umfeldes. Die eigene Familie, die Eltern, Grosseltern, Geschwister, Partner, Kinder und Freunde. Wer es schafft, diesen Prüfungen zu widerstehen, die fragenden und fragwürdigen Bemerkungen für den neu gewählten Weg, AUNDA *healing* gleichwohl zu leben, wird weiter kommen. Doch viele Schüler sind schon bei diesen ersten Prüfungen nicht mehr vorwärts gekommen. Sie sind verunsichert worden, gestrauchelt und ausgestiegen. Die Ängste des nächsten Umfeldes waren grösser und blockierten das eigene Vertrauen in den neuen Weg. Es ist ihr Recht und ihre Freiheit, selbst zu entscheiden. Sie haben sich von ihrem einst gespürten Herzenswunsch abbringen lassen. Sie haben sich beeinflussen lassen. Das passiert hin und wieder. Wer auf diesen Herzensweg geführt wird, spürt dies kraftvoll im eigenen Herzen. Diejenigen, die Herz und Augen geöffnet haben, erkennen, sind klar, bewusst und wissen, was sie sich wünschen. Nämlich Freiheit, Unabhängigkeit, Selbstbewusstsein, Klarheit und den direkten Weg in die Göttlichkeit. Umwege darf jeder gehen. Der Weg in die Freiheit, die Lehren nach Attilio Ferrara, ist mit nichts vergleichbar, er ist einzigartig, kraftvoll, bewusst anzunehmen und begehbar. Es braucht lediglich ein inneres, klares «Ja».

Eine weitere Hürde, die es zu bestehen gibt, ist die des Egos. «Ein natürliches Ego sei wichtig, um im Leben vorwärts zu kommen», erklärt Attilio. Doch das zu übergrosse Ego, welches einzelne Menschen überfällt, indem sie sich zum Beispiel über die Fähigkeiten von Attilio stellen, wirft den Schatten auf sie selbst zurück, dies gilt ebenfalls für Angriffe auf diese, von Gott gesandte, Lehre.

Diese Menschen haben (noch) nicht verstanden, wer Attilio ist, und welch' göttliche Aufgaben er hier auf der Erde hat. Eine seiner bedeutsamen Aufträge, von denen bisher noch nicht geschrieben wurde, ist Spiegel zu sein für seine Schüler. Viele haben es nicht verstanden, und spüren lediglich Schatten, Gefühllosigkeit, Ärger, Wut und so weiter, ohne zu bemerken, dass dies der eigene Schatten ist, der sich spiegelt.

Einige SchülerInnen, haben solche Schattenanteile im Spiegel erkennen dürfen. Wenn wir ganz ehrlich sind: wir haben sie alle. Die eigenen Schattenanteile sind menschlich und dürfen sein. Wichtig dabei, diese nicht ins Aussen zu projizieren, sondern bei sich selbst ehrlich hinzuschauen und sie bearbeiten. Daran zu arbeiten ist die Aufgabe eines jeden Einzelnen. Musterauflösungen nach Attilio Ferrara bieten sich dabei geradezu an.

Attilio sagt: «Ich lasse niemand fallen, sie gehen von selbst». Sollte doch jemand aussteigen wollen, meist dadurch, dass die eigenen Themen zu schmerzhaft werden, vor allem, wenn sie nicht bearbeitet werden, so ist das ein Recht eines jeden. Jeder darf auch später wieder einsteigen, wenn sein Herz ihn doch wieder ins spirituelle Wachstum führt. Hier ist Attilio nicht nachtragend, sondern mitfühlend und gütig. Eine Freude für alle, die so etwas erleben und solch rasante Wachstumsschritte vornehmen dürfen.

19. «Erleuchtung hat jeder Mensch schon in sich» (Attilio Ferrara)

«Erleuchtung ist kein Zustand, den es zu suchen gibt, sondern jeder Mensch hat ihn bereits in sich». Dazu äussert sich Attilio zu einem kurzen Dialog: «Ein Reiki-Meister habe ihm gesagt, dass dieser mit vierzig Jahren erleuchtet sei», Attilios Antwort darauf: «Ich bin es schon». Attilios Erklärung: «Wichtig dabei sei es, sich selbst keine Grenzen zu setzen, nicht zweifeln und es brauche einen starken Glauben».

20. «Wer mit der Natur lebt, mit dem ist die Göttlichkeit» (Attilio Ferrara)

Je mehr der Mensch sich auf die Natur besinnt und mit ihr eingebunden lebt, je tiefer verbunden ist dieser mit der Göttlichkeit. Die Urschöpferkraft ist mit dem Menschen, der sich der Natur vertrauensvoll, achtsam und respektvoll öffnet. Diesem Menschen widerfahren vertiefte, schier unglaubliche Erlebnisse. Dazu gehören Aufenthalte in der Natur, das Erleben der perfekten Schöpfung, sie sehen, sie fühlen, sie hören, sie riechen, ihr danken, aus ihr erkennen und sie verstehen. Das meint ebenso, die Natur verantwortlich und beschützend behandeln. Es gilt, der Natur ein erhöhtes Bewusstsein entgegenzubringen. Wer dies tut, so Attilio: «Wer mit der Natur lebt, mit dem ist die Göttlichkeit».

Wer mit Attilio Ferrara auf Reisen sein darf, kann solche Begegnungen in der Natur nur bestätigen. Es zeigen sich unglaublich viele Tiere, Zeichen am Himmel oder auf der Erde, beeindruckende Natur-Ereignisse, unvergessliche Begegnungen, Zeichen, Düfte oder Bilder, unzählige Hinweise bezeugen seine göttliche Führung. Er lebt uns das Eins-Sein mit der Göttlichkeit vor, nicht hinter Mauern, sondern ganz bewegend im Alltag.

ATTILIO FERRARAS AUFGABEN

a) Die Lehren
b) Die Weltarbeit
c) Die Frequenzprodukte

Attilio hat drei Hauptaufgaben. Erstens die Weitergabe der Lehren. Zweitens die Weltarbeit und drittens das Informieren seiner Frequenzprodukte.

a) Die Lehren

Die Weitergabe der Lehren - AUNDA *healing*
Attilio Ferrara schenkt uns alles, was er auch hat. Somit dürfen wir diese wertvollen Lehren annehmen, jeder in seinem Tempo. Diese Lehren vergrössern das Bewusstsein des Schülers enorm. Sie erhöhen die eigenen Frequenzen und je nachdem, welcher Weg frei gewählt wird, entscheidet sich der Schüler fürs Heilen (Lehre 1 und Lehre 2). Ausserdem kann der Schüler sich für den individuell göttlichen Weg entscheiden, welcher ab der Lehre 3 beginnt – und/oder er möchte Lehrer werden, und entscheidet sich für die Weitergabe der Lehren. Diese Lehren erhöhen stetig die Bewusstseinsebenen des Schülers und sind der direkte Weg in die Urschöpferkraft. Das hat es so auf der Erde noch nie gegeben.

All' die Zusatzlehren, welche das Heilen und die Selbstverwirklichung unterstützen, sei es mit der Lehre der Regenbogenfarben, mit der Lehre der Heiligen Geometrie, der Lehre der Sternzeichen oder mit der Stimmfrequenz Erhöhung – sind erstaunlich starke unterstützende Frequenzen, die AUNDA *healing* noch intensiver spürbar machen, den eigenen Lichtkörper auffüllen und das spirituelle Wachstum des Schülers grenzenlos fördert. Sie alle wurden eingehend am Anfang des Buches beschrieben.

«Mit meinen Frequenzen umgehen zu können ist kein Spiel» , mahnt Attilio seine Schüler.

Jeder, der die unsagbare Kraft seiner Lehren selbst erfahren hat, wird dies bestätigen können. In erster Linie geben seine Lehrer oder Frequenzvermittler oder spirituelle Coaches, seine Lehren weiter, die fortgeschrittenen Ausbildungen, Spezialausbildungen und Auslandseminare gibt Attilio Ferrara zur Zeit meist noch selbst.

b) Die Weltarbeit

Weltweit gab Attilio Ferrara allen Menschen, gemäss seiner göttlichen Aufgabe, dreimal eine Frequenzerhöhung (genannt Weihe nach Attilio Ferrara oder Lichtkörpererweiterung). Diese Geschenke durften die Menschen mit je 0,5 Meter annehmen im Jahr 1997, 2000 und 2004. Jedes Kind das geboren wird, kommt heute direkt mit einem Lichtkörper-Durchmesser von 1,5 Meter auf die Erde. Die erhöhten Frequenzen der Eltern bewirken höher spirituell entwickelte Kinder: wie Kristallkinder, Regenbogenkinder, Indigo-Kinder, und so weiter. Seine Schüler erhöhen in der Ausbildung AUNDA *healing* Lehre 1 die Frequenzen, dreimal pro Lichtkörpererweiterung um jeweils 0,5 Meter.

Die Hauptaufgabe für Attilio war es, ein weltweites Lichtnetz aufzubauen, um die spirituelle Entwicklung der Menschen zu erhöhen und den Menschen einen erfassbareren Zugang zur Feinstofflichkeit zu ermöglichen.

Die weltweit tragenden fünf Lichtsäulen stehen an folgenden Orten:

Aegypten:	1) Sinai, (auf dem Mosesberg, auf 2285 Meter)
Mexico:	2) Teotihuacan (nördlich von Mexico City, auf 4000 Meter)
Australien:	3) Uluru (Ayers Rock auf 0 Meter)
Tibet:	4) am Fusse des Mount Everest (auf 6000 Meter)
	5) Spitze des Mount Everest (über Sichtkontakt auf 8848 Meter)

Diese sind alle mit dem Element «Liebe» verbunden und dienen der Lichtarbeit, (unterstützend für Mensch, Tier und Natur). Seine Schüler bauen die eigenen Lichtsäulen in dieses Lichtnetz ein, welches die Erde tiefgreifend positiv beeinflusst.

Die Lichtpyramide über Afrika

Sie entstand zur Unterstützung und Entwicklung des gesamten Kontinentes Afrika und zur natürlichen Feuchtigkeits-Regulation:

- Marokko (Marrakesch, Marktplatz «Djemaa-el-Fna») 20.12.2003
- Namibia (Fisch River Canyon) * 14.04.2007
- Aegypten (Tal der Könige, vor dem Grabeingang Nr. 62 von Tutanchamun) 20.04.2008
- Tansania (Mount Meru 4566 m) 10.10.2008

Eine sofortige Verbindung aller Lichtsäulen ist nach dem Aufbau der letzten Lichtsäule entstanden, welche sich zu einer Lichtpyramide geformt haben.

* Im Jahre 2007 durfte ich Attilio Ferrara mit einer Schülergruppe nach Namibia begleiten. Es war eine Ehre für mich, dabei sein zu dürfen. Diese Reise war für mich abenteuerlich und besonders eindrücklich. Der Reisebericht, wie ich Namibia aus meinem Herzen, mit Attilio erlebt habe, folgt im Band 2, «Erwache durch AUNDA *healing*, Die Weltarbeit». Darin enthalten sind unter anderem die Reisen von Attilio Ferrara nach Mexiko, Marokko und Namibia.

Auf folgenden Bergen oder Gletschern (Europas) sind ebenfalls Lichtsäulen von 1 Mio. Boviseinheiten (Wirkradius von 50 km) durch Attilio Ferrara aufgebaut worden:
Aletschgletscher (CH), Bettmerhorn (CH), Aesch/ZH (CH), Marienberg (b. Kempten), Stockhorn (CH), Rigi, Säntis (CH), Olympiaberg (München, D), Hochebene der Oliastra (Sardi-

nien, I) Munt la Schera (CH), Isla Persa (zw. Gletscher Le Pers und Morteratschgletscher), Oberstdorf (Oberallgäu, D), etc. (Listen nicht vollständig, da sie dauernd erweitert werden)

Kirchen/Kapellen/Tempel: mit Lichtsäulen von 1 Mio. BE:
Kath. Kirche Riethüsli, St. Gallen, Kuglhofkapelle (Obernried, Deutschland), Kathedrale von Guadeloup (Mexico), etc.

Bahnhöfe/Flughäfen:
Genova (Bahnsteig 14/15), die meisten Flughäfen, die Attilio Ferrara angeflogen hat, haben ebenfalls eine Lichtsäule, meist beim Tower.

Strände/Piazza/Aussichtspunkte:
Strand von Nonza (Korsika), Cap Corse (Korsika), Bastia (Korsika), Santa Theresa Gallura (Sardinien), Roccio Elefante (Sardinien), und so weiter. Diese werden dauernd erweitert.

Die Frequenz von Lourdes hat er spürbar in folgende Mariengrotten informiert:

a) Römerswil/LU (CH) (Mariengrotte, unterhalb der katholischen Kirche)
b) Illgau/SZ (CH) (Mariengrotte neben Hildegard-Hotel) Eine «Lourdes Grotte» in der Schweiz entsteht
c) Wiggensbach/Hörtwies (D)
d) Isola San Pietro, Carloforte (I)

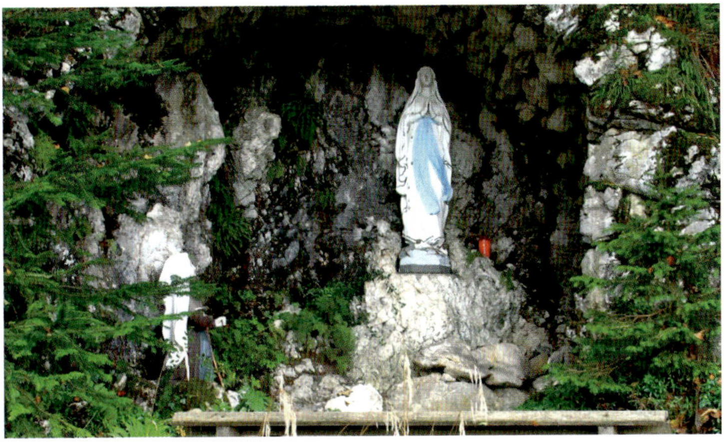

b) Mariengrotte in Illgau/SZ (neben Hildegard-Hotel)

Der 5. Juni 2010 wird in tiefer Erinnerung bleiben.

Attilio Ferrara hat im Anschluss an ein Seminar, im Beisein einer Schülergruppe, bei der Mariengrotte beim Hotel St. Karl in Illgau (Hildegard-Hotel) die Botschaft erhalten, «Informiere die Madonna in dieser Grotte mit der Frequenz von Lourdes.» Diese Botschaft kam nicht von ihm, sondern floss durch ihn. Kaum sagte er dies, tat er es auch. Er hob dabei seine Hand, bewegte ganz leicht seine Finger und schon spürte man eine eisige Kälte aus der Grotte strömen. Eine Schülerin begann zu weinen, so sehr berührte es sie, ich selbst war zutiefst ergriffen, von so einer starken göttlichen Frequenz, die immer wieder im Beisein mit Attilio fühlbar wird. Ein riesiges Staunen ging durch die ganze anwesende ergriffene Schülergruppe, über dieses grosse Wunder, welches hier geschehen durfte. Attilio sagt ganz klar, «besucht diese Madonna, und zwar ohne Erwartungen, ohne schmerzliche Altlasten abzuladen, jeder werde erhalten, was er brauche». Darauf sagte er, «warum so weit reisen (er meinte nach Lourdes), wenn es doch auch näher geht?» Danke dir Attilio, für deine wertvolle Hilfe für uns Menschen und für deine bedingungslose Liebe, die du immer wieder vorlebst.

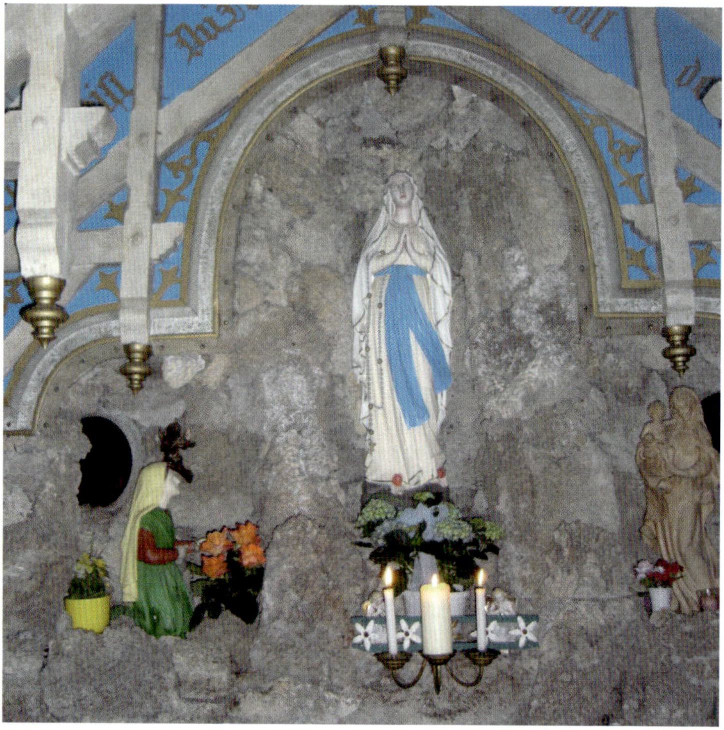

c) Wiggensbach/Hörtwies (D)

Die Madonna in der Grotte Rauhenstein wurde von Attilio im Beisein einer Schülergruppe mit der Frequenz von Lourdes informiert, am Montag, 6. Juni 2011. Diese, in traumhafter idyllischer Lage gelegene Madonna, steht in einer kleinen Kapelle. Unmittelbar nach der Information wurde eine enorme Kühle in der Kapelle sofort fühlbar mit einer immensen Kraft. Auch hier meinte er, «es sei wichtig, hinzugehen, ohne etwas zu erwarten oder abzuladen. Jeder bekomme das, was er brauche». Alle Anwesenden waren so sehr von Dankbarkeit erfüllt, dass es ein Geschenk war, diese Weltarbeit von Attilio vor Ort zu erleben.

Arbre de Noël

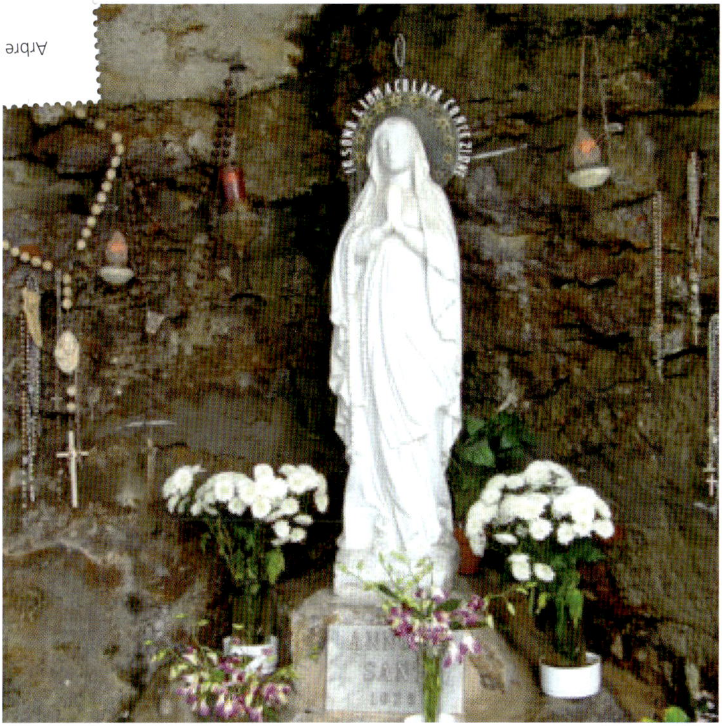

d) Die Madonna auf der Isola San Pietro, Carloforte

Mitte Juli 2012 hat Attilio Ferrara die Mariengrotte auf der Isola San Pietro in Carloforte informiert mit der Lourdes Frequenz. Diese findet man, wenn man mit dem Auto auf der Insel Richtung La Punta fährt, nach 300 m erste Abzweigung links weg, nach 200 m kommt auf der linken Seite die mit der Lourdes Frequenz informierte Mariengrotte.

Die Frequenzprodukte von Attilio Ferrara

Attilios Frequenzprodukte sind in der Tat Produkte, die mit hohen, lebenslänglich bleibenden Frequenzen versehen sind und den Menschen hilfreich dienen und sie unterstützen.

Nicht jeder Mensch möchte sich für die Ausbildung AUNDA *healing* entscheiden, doch er kann trotzdem von den wunderbaren Frequenzprodukten profitieren, die Attilio Ferrara mit hohen Heilfrequenzen versehen hat.

Nach meiner 14jährigen Tätigkeit im Pharma-Aussendienst, wobei meine Aufgabe darin bestand, Ärzte und Spitäler mit neuen Medikamenten zu besuchen, kam mir diese neue Aufgabe wie ein Geschenk entgegen. Endlich gab es qualitativ gute Produkte, die mit hohen Frequenzen informiert waren und keine Nebenwirkungen hatten und die den Menschen trotzdem kraftvoll unterstützen. Wieder ein Novum. So etwas Neues an einen «normalen Menschen» zu bringen, eine echte Herausforderung. Sobald man erzählt, dass es in diesen Produkten eine hohe Schwingung hat, schauen die ersten schon komisch. Wenn man dann erklärt, dass sie ein Gebet enthalten, erntet man bei einigen schon ein Kopfschütteln. Doch dies entspricht der Wahrheit. Wie soll dem Mensch Neues eröffnet werden, das er nirgendwo einstufen kann, weil es ihm bisher noch unbekannt ist? Dies ist ein vollkommen neuer Weg. Eine echte Herausforderung, aber ein wahres Geschenk. Wer spüren kann, ist sofort überzeugt. Wer zweifelt, hat etwas Hilfreiches verpasst und geht womöglich daran vorbei.

Attilio ist hier, um uns den Weg zu zeigen. Wer das verstanden hat, ohne ihn als Guru (was er überhaupt nicht ist) hinzustellen oder ihn auf einen Sockel zu stellen, wird verstehen. Attilio ist ein Mensch mit übermenschlichen Fähigkeiten. «Ich gebe euch alles, was ich habe, alles zu seiner Zeit», lauten seine Worte. Wie sollen solche einzigartige Fähigkeiten an Ungläubige weitergeben werden? Schreiten wir über unseren Schatten und öffnen uns für Neues, für diesen vollkommen innovativen Weg.

Seine Fähigkeit, jede Frequenz vom Universum zu holen, durch seinen Körper fliessen zu lassen, um sie lebenslänglich in Produkte zu übertragen, ist einzigartig. Dadurch werden diese hohen, göttlichen Frequenzen den Menschen zugänglich gemacht. Mit vielen guten Erfahrungen stehen viele begeisterte Händler, Schüler und Anwender hinter diesen kraftvollen Produkten. Diese einzigartigen Produkte bereichern die Menschen in ihrer Lebensqualität enorm. Schmerzen können in kurzer Zeit verschwinden, Entspannung wird sofort spürbar, körperliche und seelische Blockaden werden gelöst, und so weiter.

Wer sich wirklich öffnen kann, wird die in den Produkten enthaltenen Heilfrequenzen stark spüren und diese werden bei ihm Erstaunen und Erleichterung bringen.

Vorstellung der Frequenzprodukte von Attilio Ferrara

Wasserprodukte

Attiliowasser

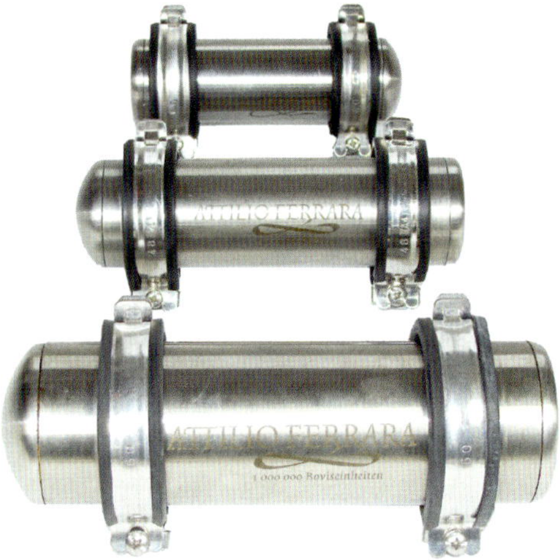

550'000 BE, 750'000 BE, 1 Mio. BE

Anwender berichten
- Schaffung eines einzigartigen Kraftplatzes
- Eliminierung von Elektrosmog
- Eliminierung von Wasseradern
- weiches Wasser, Wasser wird zu Quellwasser
- erhöhtes Trinkbedürfnis
- erhöhter Sauerstoffgehalt im Wasser
- verbessertes Trinkverhalten bei Mensch und Tier
- üppigeres Pflanzenwachstum
- geringerer Waschmittelverbrauch
- harmonisches Wohnraumklima

Neptun-A Frequenz auf Trinkflasche («Apotheke Gottes»)

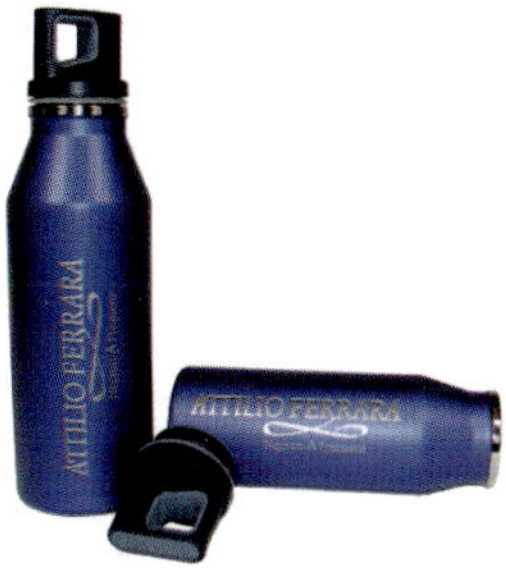

1 Liter/0,6 Liter

Anwender berichten
- Ausgleichen der Mineralien
- Ausgleichen der Hormone
- ein Gefühl von starkem, positiven inneren Antrieb
- verstärktes Trinkverhalten durch weiches Wasser
- individuelle Anpassung an den Anwender innerhalb von 5-10 Sekunden

Pluto Frequenz auf Bauchflasche

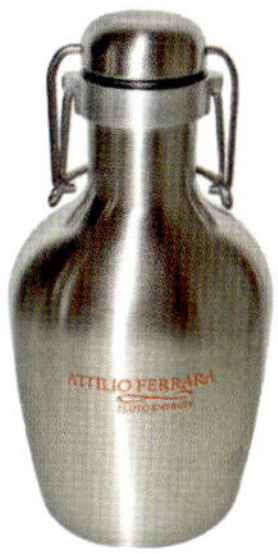

Anwender berichten
- Zurückziehen von Magen-Darm-Verstimmungen
- Nachlassen von Erbrechen, Durchfall und Blähungen
- Zurückziehen von Candidiasis (Pilzerkrankung)
- Gefühl von Stärke und Harmonie

Wassersteine mit 300'000 BE

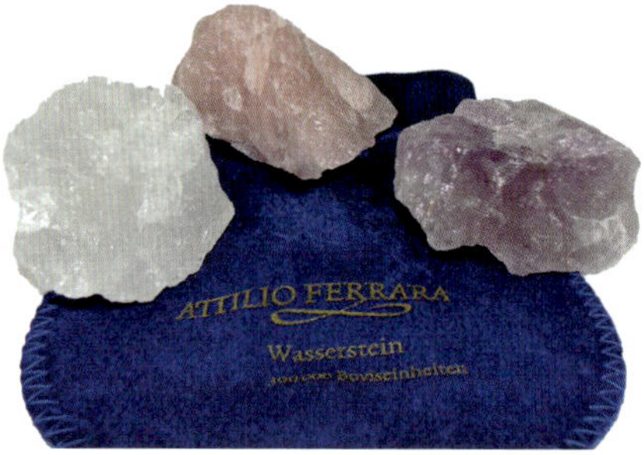

Anwender berichten
- einen spürbar weichen und süsslichen Wassergeschmack
- erhöhten, sichtbaren Sauerstoffgehalt im Wasser
- üppigeres Pflanzenwachstum
- gesteigerte Vitalität
- ein erhöhtes Trinkbedürfnis

Textilien

Horus Frequenz auf Seidentuch

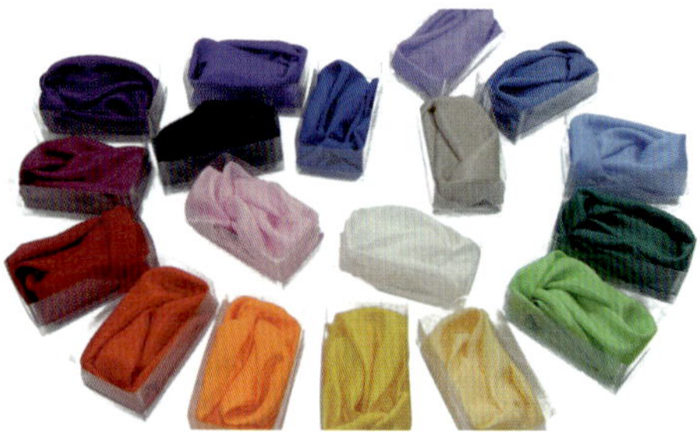

Anwender berichten
- Linderung von Schmerzen
- Auflösung von Blockaden
- Gefühl von Harmonie und Geborgenheit
- Unterstützung bei Schreibabys

La Tunica-A Frequenz auf Cashmina-Decke (Mantel Jesu)

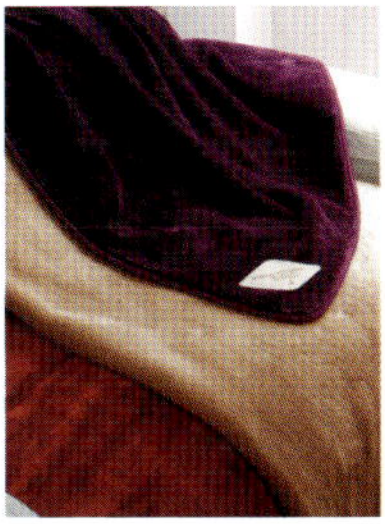

Anwender berichten
- Auflösung von Gedankenmuster
- Harmonisierung von Psyche und Körper
- Herausziehen und Auflösen von Schmerzen und Blockaden
- Harmonie- und Geborgenheitsgefühl
- wärmende oder kühlende Eigenschaften je nach Ungleichgewicht des Organismus

Stella Luna-A Frequenz auf Cashmina-Decke

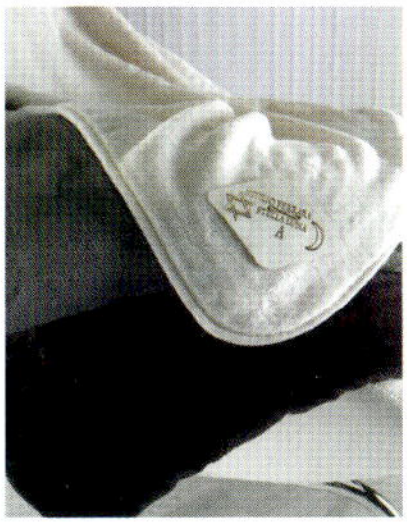

Anwender berichten
- starkes körperliches Wohlbefinden
- Harmonie und Geborgenheit für den ganzen Körper
- Beruhigung von irritierter Haut
- angenehmer Temperaturausgleich

Steine

Vulcano Frequenz auf Rosenquarzkugeln

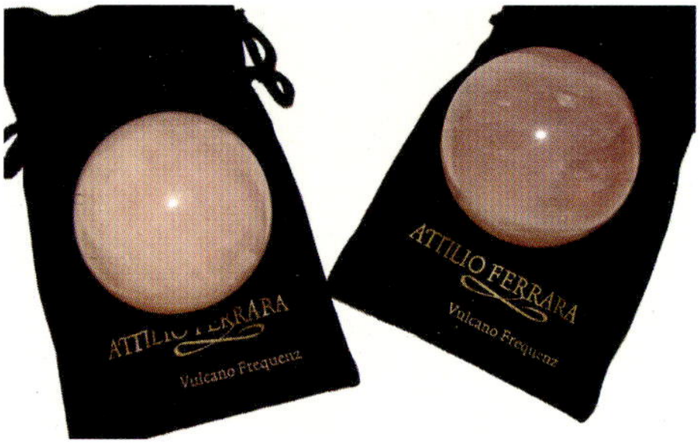

Anwender berichten

- Nachlassen von Gelenkschmerzen
- Unterstützung bei Rheuma und Gicht
- bessere Beweglichkeit
- totale Entspannung des Körpers, ideal zur Meditation
- optimale Anwendung mit zwei Kugeln und viel Wassertrinken

Odysseus Frequenz auf Turmalin

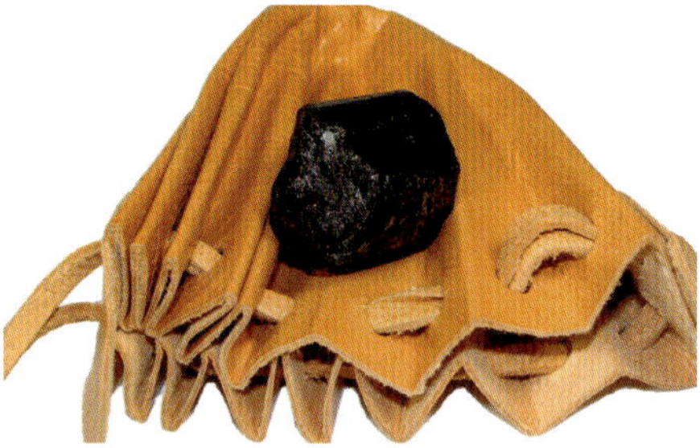

Anwender berichten

- starkes Selbstvertrauen
- innere Stabilität auf Reisen
- optimaler Reisestein

Ramses Frequenz auf Achatscheibe

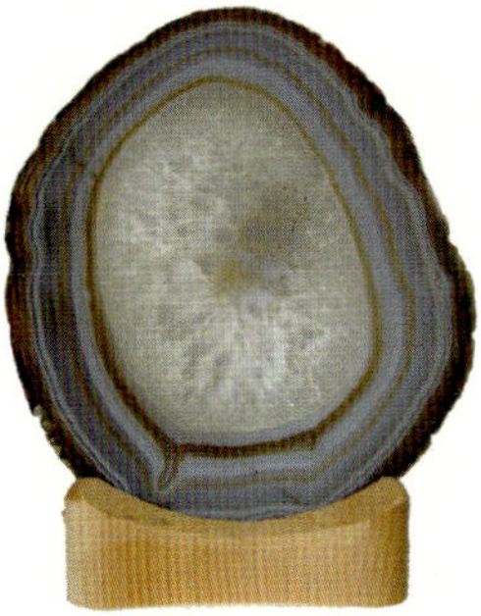

Anwender berichten
- Neutralisation von Säure (optimal bei Wein und Kaffee)
- längere Haltbarkeit von Lebensmitteln (Obst und Gemüse)
- optimiert Verträglichkeit von Medikamenten

Orion Frequenz auf Bergkristallanhänger

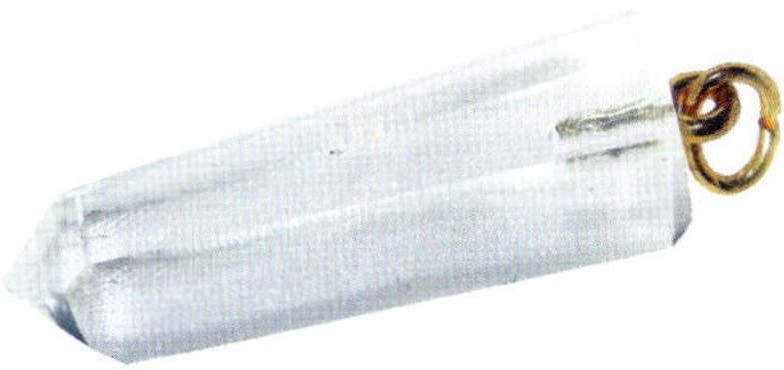

Anwender berichten
- Herzöffnung
- Kraftvolles Gefühl von unendlicher Verbundenheit und innerer Ruhe
- Unterstützung der Verbindung zwischen Himmel und Erde
- grosse Unterstützung im spirituellen Wachstum
- stabileren Kreislauf

Pegasus Frequenz auf Rutilquarz

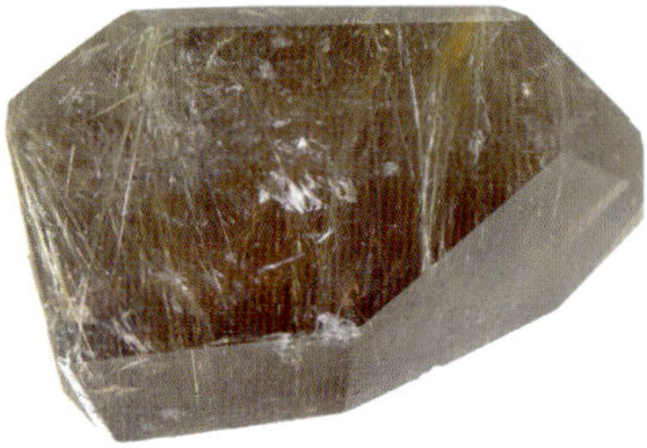

Anwender berichten
- Unterstützung in der Meditation
- klare und bleibende Träume
- tiefe erholsame Entspannung durch bewussten Zugang zur Feinstofflichkeit

Andromeda Frequenz auf Aquamarin

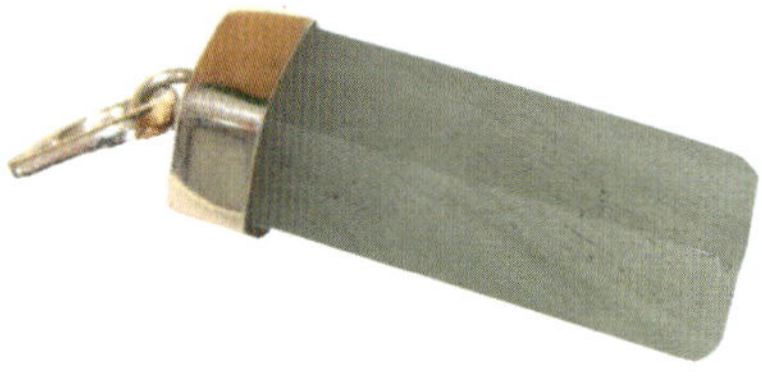

Anwender berichten
- gestärktes Immunsystem
- gelöste Lymphstauungen
- Rückgang von Lymphdrüsenentzündungen
- grosse Kraft und Vitalität

Apollo Frequenz auf Sonnenstein («Happy Stein»)

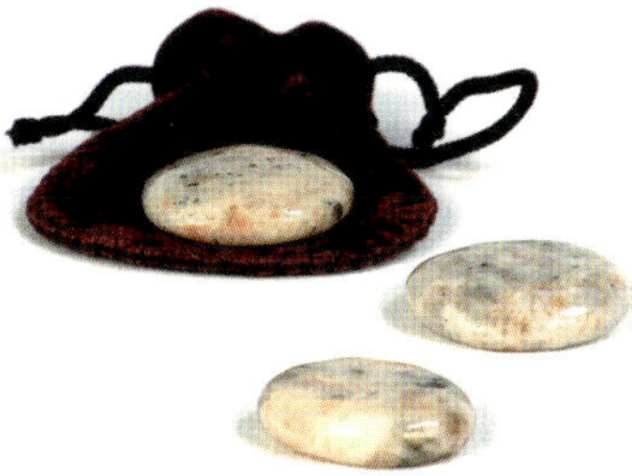

Anwender berichten
- positive Veränderung der Knochendichte
- Zurückziehen von Gelenkschmerzen
- ausgeglichener, Fröhlichkeit erzeugender Gemütszustand, mit Kraft und Vitalität

Weiteres

A-thena Frequenz auf Korallen-Anhänger

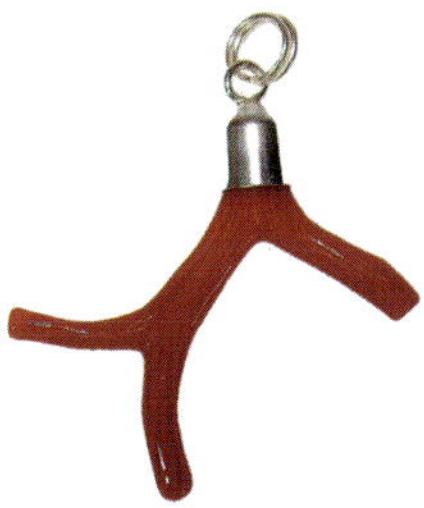

Anwender berichten
- Unterstützung der Blutbildung durch Magen, Leber und Knochenmark
- Verbesserung und Stabilisierung der Blutwerte nach regelmässigem Tragen
- enorme Vitalität und Lebensenergie
- reinigende und regenerierende Wirkung
- stabiler Blutkreislauf
- gesteigerte Konzentrationsfähigkeit

Excalibur-A Frequenz auf Edelstahlstift

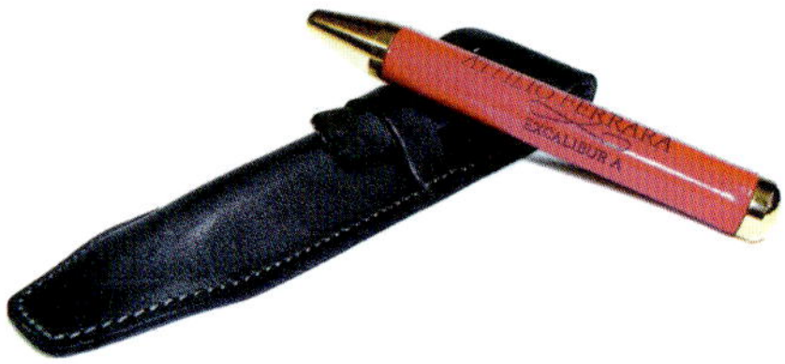

Anwender berichten

- Auflösung von Verhärtungen im Körper
- Wirkung wie ein Laserstrahl
- Entstörung von Narben
- Linderung von Augenleiden
- Herausziehen von Schmerzen
- mehrmals täglich über Symptomzone kreisen (ohne Berührung)

Samson-A Frequenz auf Naturhaarbürste

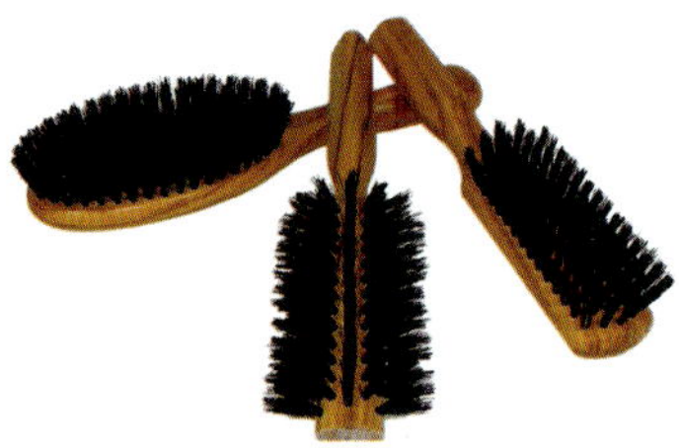

Anwender berichten

- ein kräftiges Wachstum und spürbare Vitalität der Haare
- mehr Volumen und Glanz
- eine gute Durchblutung der Kopfhaut
- ein Ausgleichen der Hirnregionen

La Purezza – Frequenz der Reinigung

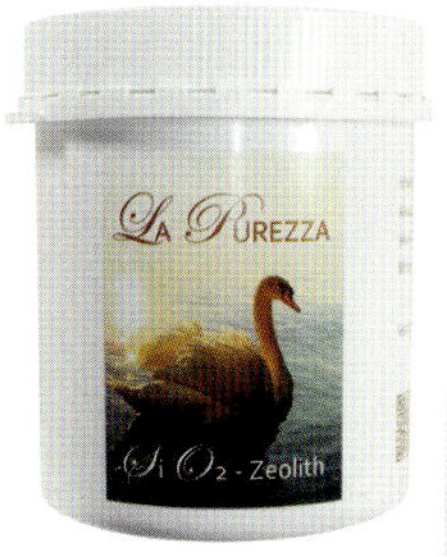

Anwender berichten über dieses informierte Zeolith-Pulver:
- unterstützt die Entschlackung und Entsäuerung
- Abklingen von Schmerzen
- Regulation der Verdauung
- optimiert die Schwermetall-Ausleitung
- besserer Schlaf
- ein Ausgleichen der psychischen Verfassung
- verbesserte Konzentration
- Abklingen von Hautirritationen

Alle diese Frequenzprodukte nach Attilio Ferrara enthalten ein Gebet, das heisst eine sehr hohe, für ewig bleibende Frequenz. Alle A-Produkte sind speziell informiert, sobald die Schwingung der Erde sich erhöht, erhöht sich ebenso die Frequenz dieses A-Produktes. Diese Produkte sind zu empfehlen als eine wunderbare, im Alltag einsetzbare Unterstützung für den Mensch der heutigen Zeit.

BE = Boviseinheiten entspricht der Schwingungseinheit, genannt nach dem französischen Physiker André Bovis (1871–1947). Menschen schwingen heute zwischen 8'000 – 15'000 BE, je nach persönlichem Gesundheitszustand.

ERLEBNISSE MIT ATTILIO FERRARA

1. Der Himmel spricht – Engel, die sich am Himmel zeigen

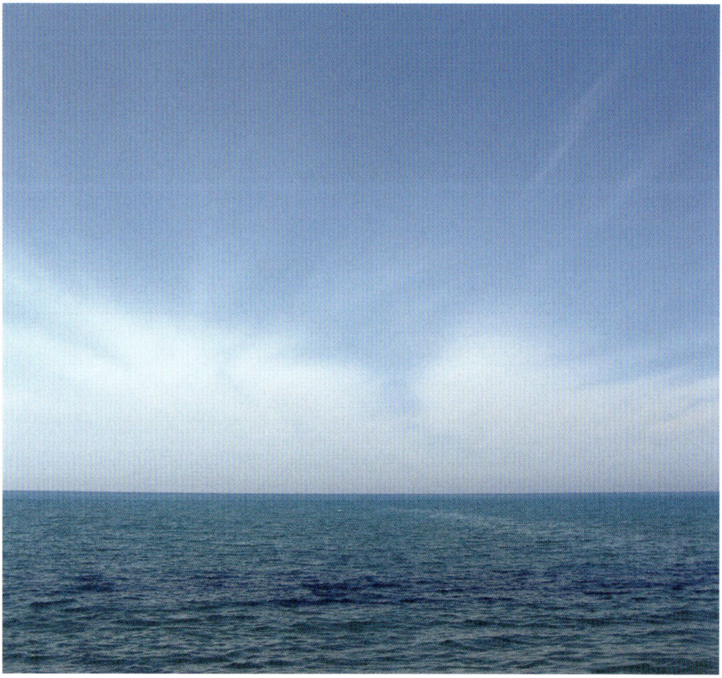

Wer mit Attilio Ferrara unterwegs ist, darf im Alltag unentwegt immer wieder die unzähligen Beweise seiner tiefen Gottesverbundenheit erkennen. Sogar am Meeresstrand, wenn er anwesend ist, zeigen sich sichtbare Engel am Himmel. Und dies nicht nur einmal, sondern regelmässig.

Ebenso in der Ausbildung im 2002 in Carloforte, zeigte er mit ausgestrecktem Arm und hinweisendem Zeigefinger zum Himmel und sagte zu uns Schülern: «Schaut». Wieder erkannte man eine klare Engelsfigur aus Wolken am strahlend blauen Himmel.

Ebenso zeigen sich verschiedenste Tiere aller Art ganz nah und auf natürliche Weise. So zum Beispiel Delphine, Wale, Füchse, Hasen, Schlangen, Fledermäuse, Glühwürmchen und viele mehr. All' diese Tiere zeigen sich plötzlich, und es scheint, als ob sie die starke göttliche Präsenz spüren und sich ihm und denen, die mit ihm sind, deshalb so nah zeigen.

Solche Begebenheiten sind wie Wunder, die einfach da sind und die uns zurückerinnern, mit der Natur wieder eins zu werden und zu sein. Attilio lebt es uns vor, wir dürfen von ihm lernen.

2. Ausbildungen mit Attilio im Ausland Oberpfalz Waldmünchen Deutschland

Seit 2003 kommt Attilio Ferrara mit einer spirituell wachsenden Schülergruppe zusammen, hier in die Oberpfalz, Bayern. Vermehrt neue Schüler schliessen sich dieser Gruppe an, um seine Lehren in Empfang zu nehmen. Jeder Teilnehmer ist herzlich dazu eingeladen. Eine wunderbare Gelegenheit, Attilio persönlich zu erleben, spirituell zu wachsen und zugleich in der Natur sich zu erholen. Wie eine solche Ausbildung verlaufen kann:

Eine einzigartige, berührende Ausbildung, durften dieses Jahr viele Teilnehmer im Mai 2012 in Waldmünchen erleben. Viele Teilnehmer kommen jährlich immer wieder. Von weit her finden Schüler die Wege von Hamburg, Passau, München, gar aus der Schweiz, ins bayerische Waldmünchen. Man fühlt sich wie in einer grossen Familie. Ein Wunsch von vielen, die ausspannen wollen, spirituell wachsen und das eigene Bewusstsein erweitern, ging in Erfüllung. Viele haben teils schon lange auf diese frühlingsbetonte Zeit gewartet, die tief Verborgenes erwachen lässt. In diesem Sinne erlebten wir ganz viel inneres Erwachen. Das Tempo bestimmt jeder Teilnehmer selbst. Dieser Weg macht ganz frei, denn man steht unter absolut keinem Druck, sodass wirklich der Seele Platz gegeben werden darf, um zu erleben, was ansteht. Um zu wachsen, wozu jeder Teilnehmer bereit ist.

Wenn ein Muster hochkommt, was sogar ganz förderlich ist, können alte Verhaltensweisen erkannt und abgelegt werden. Jeder ist dadurch Spiegel für den anderen.

Wie schön, in idyllischer Umgebung, mit Fröhlichkeit und Leichtigkeit diese Prozesse zu durchgehen. Und dies alles in einer Natur, die Ruhe und Erholung garantiert, wer sich ihr hingeben mag. Die liebevolle Betreuung kam in erster Linie durch Attilio Ferrara selbst, der als Heiler und Botschafter immer wieder für Überraschungen und Humor bereit ist.

Seine bedingungslose Liebe verströmt er fühlbar bei jedem Teilnehmer. Seine Antworten auf die zahlreichen Fragen fliessen so deutlich und präzise. Er offenbart eine unvergleichliche Geduld und eine klare Präsenz, die pausenlos anhält.

Attilio ist ein vorbildlicher Lehrer. Er trifft die Wahrheit auf den Punkt. Er lässt erkennen die Essenz eines jeden - und gibt liebevoll zu bedenken - wo noch Handlungsbedarf ansteht. Seine Lehre hat neu den Namen AUNDA *healing* erhalten. Dies deshalb, weil dieser Weg allen Menschen, egal welcher Herkunft, welcher Nationalität, Konfession oder inneren Gesinnung, offen sein darf. Ohne wenn und aber. UNDA stammt aus dem Lateinischen und meint die Welle. A steht für Avalon (das Paradies). Er gibt seinen Schüler zu verstehen, AUNDA *healing* ist «Die Frequenzarbeit mit der heiligen Welle».

Attilio bringt den Menschen wirklich das Paradies auf die Erde. Einerseits mit seiner starken Lehre AUNDA *healing* und andererseits durch seine Weltarbeit und ebenso durch die einzigartigen Frequenzprodukte, die er mit hohen Heilfrequenzen (Gebete) lebenslänglich informiert, sodass Wege der Heilung beschritten werden dürfen. Seine Schüler und viele hilfesuchende Menschen sind überaus dankbar, was sie hier erhalten dürfen.

Sich selbst finden. Selbstheilungskräfte mobilisieren. Neue Wege erkennen. Bewusstsein erweitern. Die Verbindung mit der Göttlichkeit fühlen. Das Spüren der wunderbaren Kühle beim Aufbau von göttlichen Symbolen. Die erlösende Kraft der Hingabe. Die bedingungslose Liebe. Dies nur einige wenige Erlebnisse, die die Teilnehmer hier erfahren dürfen.

Das einzige, was man nicht «verschenken» kann, ist der Glaube. Jeder darf selbst am eigenen Glauben arbeiten. Die Prüfungen des Zweifelns überstehen. Die Herausforderungen vom Spiegel im Aussen erkennen. Sich selbst erkennen. Bei sich und in der eigenen Mitte ankommen. Das Licht erstrahlen lassen. Die Dunkelheit liebevoll integrieren und annehmen, sie ist ein Teil von jedem Menschen. So kann der innere Frieden sich einfinden.

«Wichtig sei es, die Mitte zu leben», wie Attilio sich immer wieder äussert.

Sich fühlen wie ein Kind in den liebenden Armen und den ewig umhüllenden Herzensberührungen der geistigen Mutter Gottes, Attilio nennt sie Madonna. Dadurch heil werden und sein, durch die weiblich, göttliche Kraft, das ist AUNDA *healing,* wie es die Autorin versteht.

Man wende sich an die kosmischen Eltern, die noch einen viel höheren Stellenwert einnehmen, als die leiblichen Eltern. Sich von der AUNDA Welle leiten lassen. Sich in die göttliche Umarmung fallen lassen. Sich mit Heilfrequenzen auffüllen, zweimal täglich, für jeden Schüler und Lehrer. Und dann loslassen – leben – erleben – frei sein - heil sein – geschehen lassen. Sich mit Himmel und Erde verbinden. Inneren Frieden erlangen und eins sein.

Wer dies immer noch nicht kann, der kann sich für eine Musterauflösung anmelden, ich nenne sie «Seelenreinigung», um das Behindernde endgültig loslassen zu können. Dies ist zu jeder Zeit möglich, durch versierte spirituelle Coaches.

Der Alltag, unser bester Lehrplatz, prüft uns. Wir dürfen unser neu erfahrenes Bewusstsein unter Beweis stellen und lernen: in der bedingungslosen Liebe zu sein. Die Liebe ist langmütig und freundlich, die Liebe eifert nicht, die Liebe treibt nicht Mutwillen, sie bläht sich nicht, sie stellt sich nicht ungebärdig, sie sucht nicht das Ihre, sie lässt sich nicht erbittern, sie rechnet das Böse nicht zu, sie freut sich nicht der Ungerechtigkeit, sie freut sich aber der Wahrheit; sie verträgt alles, sie glaubt alles, sie hofft alles, sie duldet alles.

«Lasst es fliessen», wie Attilio immer wieder zu seinen Schülern sagt. Wollen auch wir es fliessen lassen und so den Menschen dienen? Damit es uns und unseren Mitmenschen gut geht? Wir selbst liebend sein dürfen - und nach dem Prinzip ernten: «wie der Bauer sät - so erntet er». Um das Paradies hier auf Erden zu erleben, dürfen wir alles loslassen, was nicht dieser göttlichen Reinheit entspricht. Ist das nicht wunderbar?

Immer mehr Menschen finden auf diesen Weg. Er ist unvergleichlich. Einzigartig. Kraftvoll. Wunderbar. Die angenommenen Frequenzerhöhungen sind verbunden mit grossen Bewusstseinserweiterungen und einer riesigen Verstärkung der eigenen Herzenskraft und der eigenen steigenden Heilfrequenz.

So unendlich dankbar ist jener, der erkannt hat, welch grosse Geschenke er hier, in Attilios Lehren, annehmen darf.

Ablauf der Ausbildung in Waldmünchen:
Am ersten Tag findet am Abend ein Heilkreis für alle Teilnehmer statt. Der neue Ablauf im Heilkreis ist jetzt noch ganz viel stärker fühlbar geworden, der Heiler und/oder der Teilnehmer kann sich während der ganzen Zeit im Heilkreis aufladen, durch die hohen Heilfrequenzen. Dadurch kann er fühlbar in eine innere Ruhe und in die eigene Heilung gelangen. Es soll nicht mehr über die Krankheit gesprochen werden, sondern mit beiden Händen auf dem Herzen wird mit der Herzensliebe

und über den **Zauberring 2** geheilt. Wie wunderbar. Der Heiler bleibt dabei ganz entspannt. Der Empfänger nimmt seine Heilfrequenzen in empfangender Haltung an. Oft und nicht wenig, geschehen Spontanheilungen, die die Augen feucht werden lassen, vor Rührung. Wer die Möglichkeit hat, an einem Heilkreis teilzunehmen, wird angenehm überrascht werden.

Da einige Schüler beim Seminar die **Lehre 5** annehmen dürfen, sie steht für das Prinzip der göttlichen Botschaft, wird am zweiten Tag der Film «Elias» der Prophet gezeigt. Darin erkennt man die grosse Aufgabe, die Elias angenommen hat, um Vorbild zu sein. Den Weg Gottes zu beschreiten. Durch alle Prüfungen hindurch zu kommen. Den Glauben zu stärken. Widersacher stehen zu lassen. Bei sich zu bleiben. Stärke zu zeigen. Die göttliche Führung voll und ganz annehmen. Dies ist eine wahrlich starke Aufgabe, die der Prophet Elias uns vorgelebt hat. Diese Aufgaben dürfen auch wir entgegen nehmen, sie annehmen und leben. Auch wir werden herausgefordert. Die Wege Gottes sind nicht immer nur mit Blumen besät. Doch nehmen wir sie an. Tun wir das Beste für alle Beteiligten und primär für uns selbst. Ein Buchtipp zur Lehre 5 «Der fünfte Berg», Roman von Paulo Coelho. Ihm gelingt es, Menschen diese biblische Geschichte von Elia nahe zu bringen, durch die moderne Sprache der heutigen Zeit.

Denn vergessen wir nicht, Gott wirkt in und durch uns. Jeder Mensch trägt das Feuer Gottes in sich. In seinen Augen erkenne die Seele des Menschen. In seinem Herzen seine Liebe. Lassen auch wir die Liebe verströmen, erkennen wir die Liebe in allem was existiert. Die Bäume sind wie die Lungen unseres Körpers, die Bäche und Flüsse die Blutbahnen und Lymphen, und so weiter. Wann erkennen wir, dass wir alle miteinander verbunden sind? Wie im Aussen so im Innen. Wie der Makrokosmos, so der Mikrokosmos. Wir alle Menschen sind eins. Wir dürfen lernen von der Natur, von den Tieren, von unseren Mitmenschen. Uns Sorge zu tragen, uns selbst zu lieben, zu leben und zu erwachen. Das ist Selbstliebe. Diese ist die Grundvoraussetzung für die Selbstverwirklichung, wohin uns der Weg durch Attilios Lehren führt.

Neugierig zu sein, mit offenen Augen und einem liebenden Blick, in die Herzen der Menschen schauen. Ja genau. Und sollte es uns dürsten, nach der unermesslichen Liebe Gottes, nach der göttlichen Klarheit, so geben wir uns dem hin, erfüllen uns und erkennen uns in der Tiefe unserer Seele und im Einssein wieder.

Weitere Inhalte vom Ausbildungs- und Tagesablauf: Lehren 1 - 5

Die Ausbildungen finden täglich von 10.00 – 12.00 Uhr statt. Schüler der **Lehre 1** beginnen eine Stunde früher, da sie mehr Informationsbedarf haben. Frequenzen werden gegeben. Der neue Behandlungsablauf wird eingeübt. Fragen beantwortet. Die Schüler, die die Lehre 1 beginnen, brauchen am meisten Zeit zur Beantwortung ihrer Fragen. Liebevoll und geduldig werden diese Fragen beantwortet und die Inhalte von AUNDA *healing* weitergegeben.

Durch die Zusatzlehren und Spezialseminare, welche alle den Lichtkörper des Schülers bedeutsam auffüllen, werden wesentliche Unterstützungen für das AUNDA *healing* geboten. In der Ausbildungswoche in Waldmünchen mit dabei sind Schüler von allen Lehren. Alle Haupt- und Zusatzlehren können hier angenommen werden, sowie einige von Attilios Spezialseminare.

Die Heilung über das Wort ist die Zukunft.

Einige Schüler wählen den Weg der Stimmfrequenz-Erhöhung. Er bewirkt eine klare Stimme. Die ausgesprochenen Worte kommen direkt im Herzen der Menschen an. Kommunikation und Redetalent werden positiv beeinflusst. Menschen und Tiere reagieren ganz stark auf die erhöhte Stimmfrequenz. Die Heilung über das Wort - ein starkes Ziel.

Die Stimmfrequenz auf 450'000 BE zu erhöhen, als Voraussetzung für das Channeling Seminar, ist das Ziel vieler Teilnehmer. Das **Channeling Seminar** wird am Samstag angeboten. Ein meisterliches Lichtwesen für sich annehmen zu dürfen, ist die Essenz dieses grossartigen Seminars. Der ganze Raum wird sehr kühl und heilig. Dieses unbezahlbare Geschenk, «ein meisterliches Lichtwesen für sich anzunehmen», um mit ihm aus der göttlichen Ebene zu kommunizieren, ist wahrlich einzigartig und grossartig. All' die Schüler, die sich dazu angemeldet haben, sind tief ergriffen.

Reine kühle Göttlichkeit ist spürbar im Raum. Attilio übergibt jedem Schüler ein persönliches Lichtwesen. Die Teilnehmer können sofort mit dem Lichtwesen in Kontakt treten, es fühlen oder gar sehen und seinen Namen erfahren. Genial. Und das bleibt für immer, auch für spätere Leben.

Der Nachmittag war zur freien Verfügung. Manchmal wurden auch Ausflüge organisiert. So zum Beispiel zu den nahe gelegenen Kapellen, Kirchen, Wälder oder Seen. Die Oberpfalz bietet viele schöne, Sehenswürdigkeiten, und vor allem Orte, die Attilio bereits informiert hat.

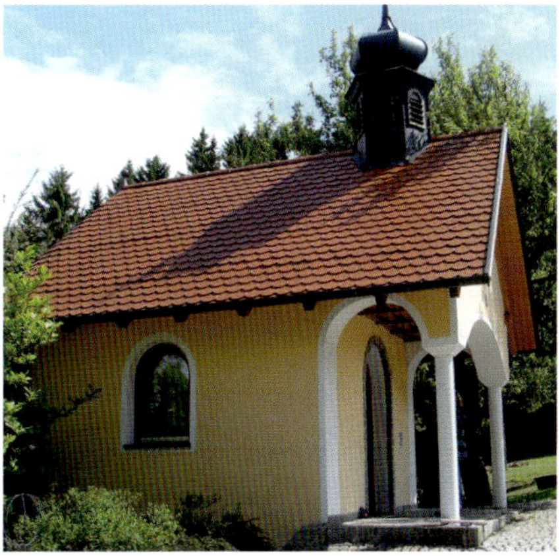

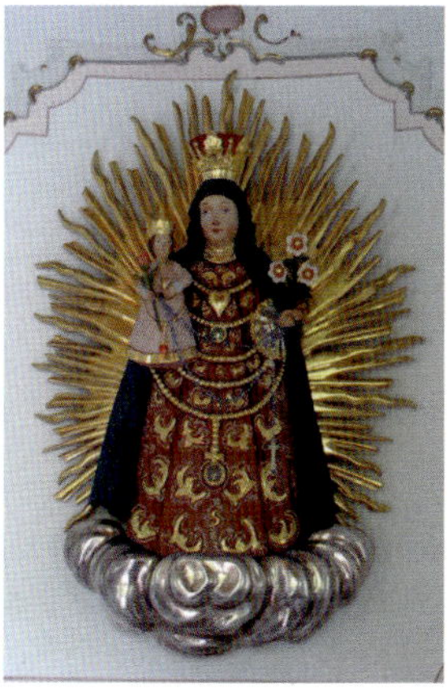

Kuglhofkapelle Obernried

Die Kuglhof-Kapelle in Obernried

Sie trägt seit geraumer Zeit eine Lichtsäule von 1 Mio. Boviseinheiten. Der davor liegende Brunnen wurde ebenso informiert, sodass Spontanheilungen am Brunnen bereits geschehen durften.

Die aussergewöhnlich erfrischende Kühle in der Kapelle weist auf die unvergleichlich stark spürbare Göttlichkeit hin. Die Frequenz in der Kuglhofkapelle ist sehr hoch. Diese Kapelle, ist der Madonna gewidmet, sie wurde im Jahr 1998 durch Albert Hausner erbaut.

Die Geschichte dazu: Seit zirka 80 Jahren war die Muttergottes-Statue im Hause Hausner. Sie kam sehr wurmdurchlöchert, zur Renovation ins Haus. Niemand wollte sie. Nicht einmal der Herr Pfarrer. Der Jüngste, der Albert, sagte schon als Kind, «wenn ich einmal gross bin, mache ich ihr ein Wohnzimmer». Mit 35 Jahren begann er, unterstützt von seiner Frau und vielen Helfern, die Kuglhof-Kapelle zu bauen. Diese steht heute sehr prachtvoll und vor allem mit einer hohen Frequenz versehen, mit 1 Mio. Boviseinheiten, auf dem Kuglhof. Die Gläubigen feiern vor Ort immer wieder Kirchenfeste. Dieser Ort eignet sich auch wunderbar für andere Feste, wie Familienfeste, Geburtstagsfeste, Taufen, Erstkommunionfeiern und so weiter. Heiliges (= heilendes) Wasser rieselt aus diesem Brunnen vor der Kuglhof-Kapelle.

Die Frauenbrünnl-Kapelle in Ast

Sie liegt in Ast, zirka 5 km entfernt vom Ausbildungsort Untergrafenried. In der Mitte der Kapelle steht ein Brunnen, den Attilio ebenso informiert hat. Das Wasser daraus ist genauso heiliges Wasser und die Schüler füllen ihre mitgebrachten Neptun Flaschen damit auf. Diese Flaschen begleiten täglich die Schüler, durch die Wirkung «der Apotheke Gottes». Nebst der Hormon- und Mineralienregulation, die die Neptun-Flasche bewirkt, schmeckt nun das erfrischende kühle Nass noch weicher, erfrischender und erquickender. Alle sind frohgelaunt und es herrscht eine muntere Stimmung.

Die Wahlfahrtskirche in Ast

Die Wahlfahrtskirche Ast - Die Kurz-Geschichte:
Eine Gräfin fuhr zirka im zwölften Jahrhundert mit ihrem Rossgespann in diese Region. Dort gingen ihr die Pferde durch und sie gelobte der Muttergottes, eine Kapelle zu bauen, dort wo die Pferde still stehen. In Ast. Wie versprochen liess sie dort eine Kapelle erbauen. Beim Roden des Waldes erschien die Muttergottes auf einem Ast - und dieses Bildnis zeigt sich heute, in der Kirche von Ast.

Durch Attilio informiert sind: das Taufbecken, (der Geburtsschock entschwindet bei der Taufe), der Hochaltar, die Orgel und das Weihwasser-Becken beim Eingang der Kirche. Ebenso steht eine Lichtsäule vor den Stufen zum Altar. Wie wir erfahren durften, sind seither mehr Kirchenbesucher zu verzeichnen.

Der unweit gelegenen Silbersee

Die Idylle der Natur ist unvergleichlich schön. Ein kleiner Sandstrand liegt vor uns, die Sonne scheint ihre wärmenden Strahlen in unsere Herzen und die Aussicht gleicht einem Prachtbild. Gespräche unter den Teilnehmern, ein Hinlegen in die Sonne, ein Genuss der Idylle, all dies bleibt in unvergesslicher Erinnerung, gespeichert in unseren Herzen. Die Natur ist hier wie «ein Schatz am Silbersee».

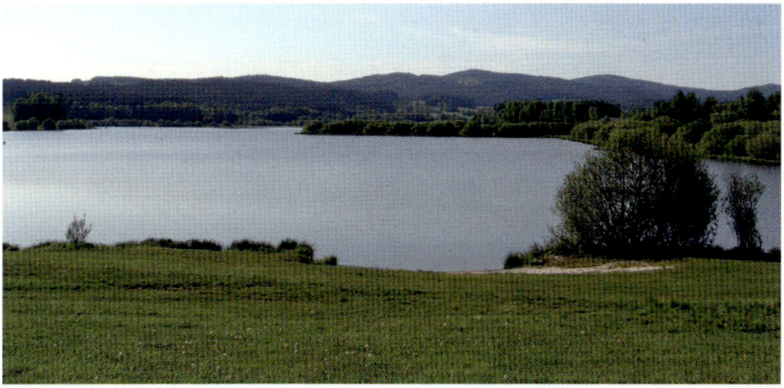

Silbersee

Die hungrigen Teilnehmer werden mit viel Liebe bekocht. Liese kocht uns mehr als uns lieb ist. Leckeres. Einheimisches. Knödel. Wildfleisch. Fisch. Frische Salate vom eigenen Garten mit Gemüse und vieles mehr, finden wir am reichlichen Buffet. Alle Teilnehmer dürfen sich nach den eigenen Gelüsten kulinarisch verwöhnen lassen. Unsere Gaumen sind geniesserisch und ein jeder ist selbstverantwortlich aufgefordert, an den Genüsslichkeiten Mass zu halten, um die Mitte zu leben. In der Küche unentbehrlich arbeitet Sepp, ihr Mann, pausenlos - und sorgt für den Abwasch und viele weitere Handreichungen. Die beiden sind wahre Perlen. Sie verwöhnen ihre Gäste selbstlos, mit ganz viel Aufwand und Liebe, von A bis Z, bis keine Wünsche mehr offen bleiben.

Der Abschlussabend wird untermalt von der Familie Ruhland. Alle spielen ein Instrument und verwöhnen aktiv die ganze Gesellschaft. Die menschliche Seele wird zutiefst berührt durch heitere Musik, lustige, aber auch tiefgründige Gespräche und wird durchzogen durch Attilios Humor, der unvergleichlich ist. Neue Freundschaften konnten geschlossen werden, neue Menschen kennengelernt werden, die alle ebenso auf dem spirituellen Weg sind. Man fühlt sich verstanden und wie in einer grossen Familie. Die Stimmung ist heiter, froh und beschwingt.

Alle sind erfüllt von grosser Dankbarkeit über dieses gelungene Weiterbildung. Die meisten meinen, «bis zum nächsten Jahr wo wir uns wiedersehen». Attilios Kommentar: «bald reicht ein einziges Zelt nicht mehr, wenn die Schar so weiter wächst.»

Wir sind dankbar über die schöne Zeit im ländlichen, bayerischen Waldmünchen, über die freudigen Ereignisse in der idyllischen Natur, in den spannenden Ausbildungen mit Attilio, und vor allem, über unsere erhöhten Frequenzen und unser spirituelles Wachstum, welches ein jeder Teilnehmer mitnehmen darf.

Danke an Attilio, der uns dies ermöglicht und allen Teilnehmern, die aktiv mitgearbeitet haben, in der Küche und im Service. Ebenso geht ein grosser Dank an Liese und Sepp Ruhland, die uns mit all ihrer Kraft so vieles gegeben haben. Dank auch an Stefan, der mitmusiziert hat. Ebenso danken wir allen Teilnehmern, die sich für diese Ausbildungen angemeldet haben und aktiv mit ihren Fragen zu einer interessanten und lehrreichen Ausbildungszeit beigetragen haben.

Die Organisatoren:
Josef Ruhland & Tamara Claudia Ruckstuhl (Autorin)

AUNDA *healing* AUSBILDUNG & MEDITATION
nach Attilio Ferrara

Hüsli 2,
CH-8574 Oberhofen/TG
Tel. 0041/(0)71 845 50 90
www.heiledichselbst.ch
Mailanfragen zu den Ausbildungen im Ausland:
info@heiledichselbst.ch

3. Messe und Ausbildungen in Hamburg

Wenn jährlich die Lebensfreude-Messe in Hamburg stattfindet, gibt es für die Norddeutschen eine einmalige Gelegenheit, Attilio persönlich am Stand oder/und in der Ausbildung zu erleben. Da Attilio einst 33 Jahre in Hamburg gelebt hatte und dort die Anfänge seiner Ausbildungen gestartet hatte, kehrt er regelmässig wieder in seine alte Heimat zurück. Ein Schüler aus Hamburg (Jürgen Moser) hatte dies im November 2011 wie folgt beschrieben:

Taut der Norden auf?

Hier im Norden von Deutschland wird spiritueller Glaube, so mein Eindruck, eher so geschrieben: Glaube (in sehr kleiner Schriftgrösse) . Umso wichtiger ist es, dass die Lebensfreudemesse in der Welt- und Metropolstadt Hamburg stattfindet. Die Lebensfreudemesse hiess früher Esoterik-Messe und wurde nicht nur umbenannt, sondern auch von den Themenfeldern her erweitert. Sie reicht von Brillenputzmitteln über Massagen, Yoga, Wellness, einem Stand mit angenehm riechenden Gewürzen, bis hin zu geistigen Themen in den verschiedensten Ausrichtungen. Am Wochenende vom 18.11. - 20.11.11 ist es soweit.

Ich Jürgen, und das überrascht nicht wirklich, orientiere mich am Stand von Josef Ruhland «Heile dich selbst». Diese Messe ist ganz besonders für mich - und für viele andere aus dem Norden auch. Attilio Ferrara ist am Stand. Wer kommen will, kommt. Er weiss, dass diejenigen, die den klaren, kraftvollen und einfachen Weg gehen wollen, einen Start am Stand «Heile dich selbst» finden werden. Den Messebesuchern wird am Stand viel geboten.

Produkte von Attilio Ferrara

Es sind die wunderbaren Produkte von Attilio Ferrara am Stand aufgebaut. Die Frequenzen sind zu spüren und umgeben diesen Platz. Von Attiliowasser, über Orionpfeil, Turmalin, der Decke Stella Luna, Achat Scheibe und den vielen anderen

Produkten, steht alles bereit. Viele Standbesucher bleiben mit ihren Blicken an der «blauen Seite» hängen. Die blauen Flaschen mit der Neptunfrequenz fallen auf.

«Mögen Sie ein Experiment mit mir machen? Ich schütte Ihnen Wasser ein und Sie probieren es - nun halten Sie bitte die Flasche für fünf Sekunden und schütten sich selber Wasser ein und probieren erneut.» Ich freue mich leise, wenn die Interessierten den Unterschied schmecken. Die Neptunfrequenz hat es in sich; weiches, leichtes Wasser, das verschiedene Geschmäcker annimmt. Fragende Augen, Verunsicherung, Sprachlosigkeit - entstehen bei denen, die den Unterschied schmecken. Salzig, nach Eisen, süss und noch mehr. So ist das. Und dann gibt es Gespräche über die Neptunfrequenz, das Gebet von Attilio, der Intelligenz der Frequenz - wunderbar. Und es gibt Menschen, die die Klarheit und Reinheit spüren und die Flasche kaufen. Sie werden die Wirkungen als Hausapotheke erleben.

Am Sonntag fällt mir ein Mann auf. Er geht zum Messestand, nimmt sich zielstrebig den Excaliburstab und sagt: «Gestern hatte ich noch einen dunklen Fleck auf dem Handrücken. Er ist schon fast weg» - und zeigt mir den Rest. Diesmal sind andere Stellen seines Körpers dran. Er spürt die enorme Heilkraft des Excaliburstrahls. Ich spüre seine Hingabe, sein Vertrauen in das, was geschieht. Ich erzähle ihm von den Lehren, und dass auch er sich heilen kann, wenn er will.

Die Lehren sind ein weiteres, über die am Stand informiert wird. Vertrauen Sie sich, haben Sie Mut, diesen wunderbaren Weg zu gehen. Die Vorträge von Josef ergänzen den Stand. Seine Art und das Spüren lassen der Frequenzen beeindruckt die Menschen. Sie kommen neugierig an den Stand, fragen, wollen mehr über diesen Weg wissen.

- Was ist eine Frequenzerhöhung?
- Wozu ist sie gut?
- Was bringt sie mir?

- Wo finden Ausbildungen statt?
- Was lernt man in der Ausbildung?
- 100 Jahre Spiritualität in wenigen Sekunden?
- Ich selber lerne zu heilen?!?

Ich stelle fest, dass das Interesse an der Lehre wächst. Taut der Norden auf? Wird Glaube an das Göttliche doch grösser geschrieben? Eine Frau möchte das Lehrbuch einsehen. Josef holt eines und zeigt ihr wesentliche Inhalte. Der Norden taut auf.

Ich freue mich.

Behandlungen durch Attilio Ferrara
Attilio ist am Stand. Das hat sich herumgesprochen. Viele, die ihn aus der Hamburger Zeit kennen, kommen. Einige wollen ihn nur sehen, guten Tag sagen, andere sprechen länger mit ihm - Wiedersehensfreude. Mir geht es auch so. Viele lassen sich von ihm gleich vor Ort behandeln. Sie wissen, dass sie nach der Behandlung geheilt sind. Heilung durch das Wort - so ist das bei Attilio Ferrara. Nachhaltige Momente.

Auch gegenüber von «Heile dich selbst» ist etwas los. Dort ist die Bühne, auf der Interviews der Anbieter durchgeführt werden. Ich sehe dort Josef mit Mikrofon, zahlreiche Fragen beantworten. Schliesslich erstellt er ein göttliches Symbol (eine Heil-Lichtsäule). Die Zuschauer schauen und spüren, was geschieht. Ruhe. Die wunderbaren Frequenzen ergreifen ein weites Umfeld - Göttlichkeit - Lebensfreude wunderbar.

Kurz vor Ende der Messe geschieht noch etwas für mich sehr Bewegendes. **Der Interviewer von der Bühne gegenüber dem Messestand geht zielstrebig auf Attilio zu und bedankt sich für die guten Frequenzen, die er während der Messe verteilte.** Dem ist nichts zuzufügen.

Ich glaube, der Norden taut auf und erkennt zunehmend mehr, dass Göttlicher Glaube in jeder Sekunde gespürt und gelebt werden kann. Lebensfreude erkennen, Lebensfreude leben, das ist der Weg - und nicht nur an diesem Wochenende. Ich danke Josef und Attilio für ihren Besuch im Norden und wünsche mir, beide in der Welt- und Metropolstadt Hamburg wieder zu treffen.

Ich wünsche allen Leserinnen und Lesern ein offenes Herz im täglichen Umgang mit Menschen, Tieren, Pflanzen und den Dingen in der Welt, die sich nicht alleine bewegen können. Ihr offenes Herz möge Ihr Umfeld prägen. Offene Herzen stecken an.

Ich grüsse Sie liebevoll
- haben Sie Mut, vertrauen Sie sich
- heilen Sie sich und andere
- entwickeln Sie Ihr Bewusstsein

Jürgen Moser, D-Hamburg

Mailanfragen zu den Ausbildungen
mit Attilio Ferrara in Hamburg:
hamburg@aunda-healing.com

4. Ausbildungen im Sinai, in Aegypten
Das Land des goldenen Lichtes, wo einst Attilio auf dem Mosesberg 2002 seine Weltarbeit begonnen hatte. Dort steht die erste Feuersäule, die er im göttlichen Auftrag erstellt hat. In dieser Region ist ein weiterer kraftvoller Ort, wo die Ausbildungen nach Attilio Ferrara in spirituellen Ferien angeboten werden. Es gibt wohl nichts Schöneres, alle Lehren, insbesondere Lehre 4 und Lehre 5, dort annehmen zu dürfen, am Ort des wahren ursprünglichen Geschehens. Im Oktober, wenn es in Europa schon kühl geworden ist, den Sommer nochmals zu erleben, macht wirklich Freude. Das Meer, die Sonne, der goldene Sand, die Berge und die Frequenz in diesem Land, mit dem zusätzlichen spirituellen Wachstum all' dieser wertvollen Lehren, sind vor Ort wahre Geschenke. Die Schülergruppe, die sich in diesem Land aufhalten darf, ist jeweils sehr berührt,

da die Göttlichkeit sich dort noch viel intensiver wahrnehmen lässt. Einerseits fern vom Alltag, andererseits in Entspannung und Erholung. Die Annahme der hohen Frequenzen unter solchen Umständen ist besonders erfüllend. Alle Schüler sind an diesem wunderbaren Ort eingeladen, um spirituell zu wachsen. Wenn wir diese Ausbildungen eines Tages nicht mehr dort anbieten, so sind es bestimmt andere Lehrer, die an diesem wunderbaren Ort, die Lehren weitergeben werden.

Aegypten – Sinai - Das Land des goldenen Lichtes

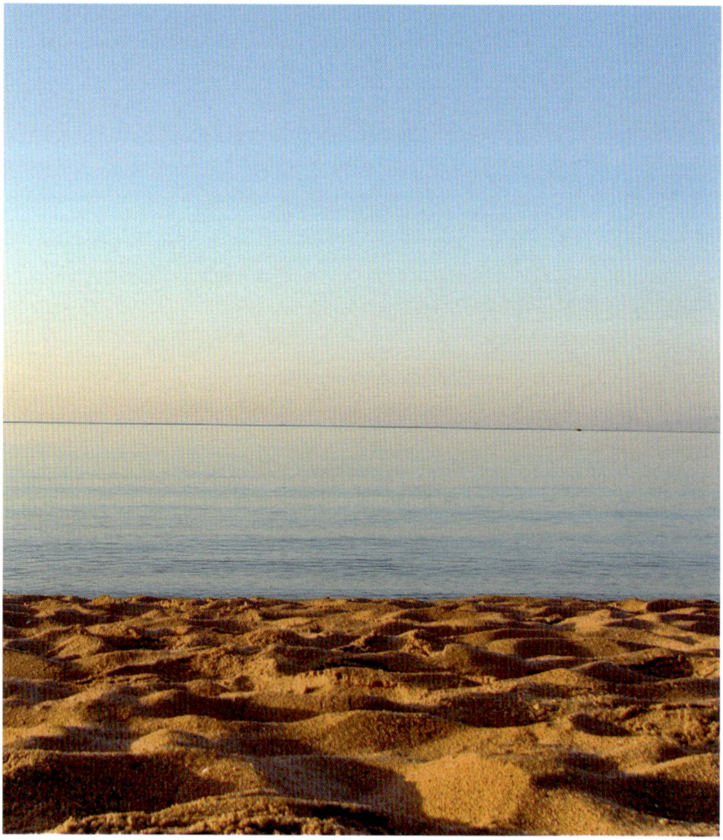

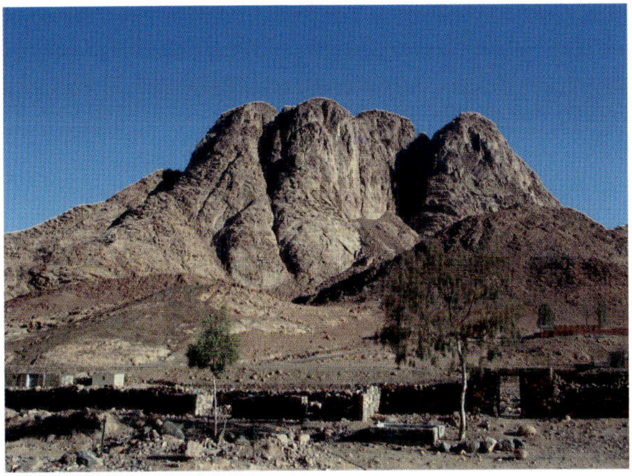

Moses Berg, Sinai, Aegypten

Feedbackbericht vom Sinai – Die Reise zum Roten Meer 9. – 16. Oktober 2011

Damit Herzenswünsche sich erfüllen, braucht es manchmal ganz viel Geduld. Wer diese Geduld aufbringt (Geduld ist schliesslich eine meisterliche Tugend), wird effektiv belohnt.

Seit der Lehre 4 nach Attilio Ferrara (die göttliche Führung), steckte tief in uns der Wunsch, diesen **Gottesberg, den Berg der Begegnung von Gott und Mensch,** zu besuchen und zu erleben. Schon lange vor dieser Reise haben wir uns den Moses Film und den Elias Film immer wieder angeschaut, was wir ebenfalls unseren Schülern empfohlen haben. Irgendwie fühlen wir uns sehr verbunden. Es war unser tiefer Herzenswunsch, diesen Ort nicht nur zu sehen, sondern ihn ebenso zu erleben und insbesondere zu fühlen. Dass wir dort sogar Frequenzerhöhungen nach der Lehre von Attilio an Schüler weitergeben duften, war für uns eine ganz besondere Ehre.

Sonntag, 9.10.2011,
Flug zum Sinai, Flug Zürich - Sharm el Sheikh (Aegypten)
Wir liessen uns nicht von der politischen Lage verängstigen, denn unsere Herzen führten uns. Daher spürten wir sehr gut, dass diese Reise eine besondere Erfahrung für uns sein würde und der Zeitpunkt für uns stimmte. «The gateway to heaven», wie es so schön heisst – meint übersetzt, «das Tor zum Himmel». Das war unser Reisegrund. Die Ankunft im Hotel erwies sich als angenehm. Wir freuten uns, einige Tage der Erholung geniessen zu dürfen.

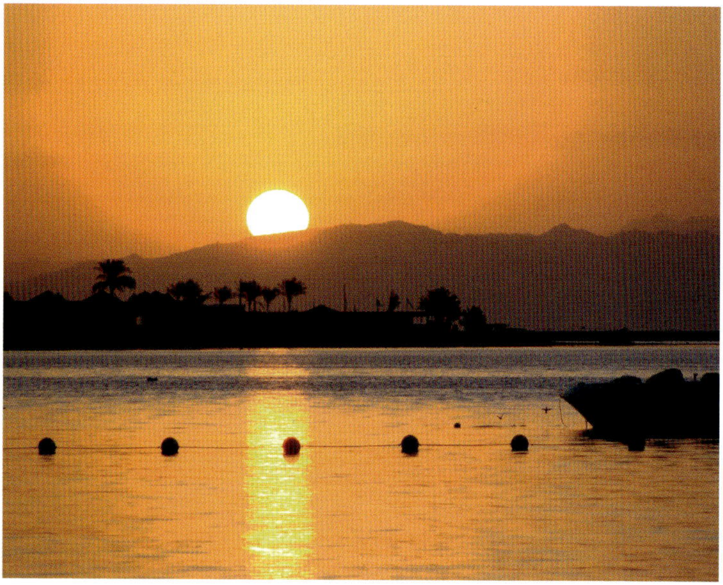

Montag, 10.10.2011
Der frühmorgendliche, tief ins Herz einsinkende und strahlende Sonnenaufgang um 5.25 Uhr war das erste Hochgefühl am Roten Meer. Diese äusserst intensiv erlebten Farben der Natur, Sonnenaufgang wie im Bilderbuch, berührte Herz, Körper, Seele und Geist. Jede Zelle begann höher zu schwingen und das goldene Licht floss nur so in uns hinein. Das goldig

schimmernde Meer, glatt, klar, ruhig und die Frühmorgen-Stimmung – das goldene Sinai-Gebirge im Hintergrund, der glitzernde Sand und das leuchtende Glitzern der Sonne im Meer, der fein säuselnde Wind in unseren Haaren, zärtlich umhüllend unsere Haut, - wo waren wir da? Das kann nur das Paradies sein.

Dieser Ort, scheint goldiger, lichtvoller und strahlender zu sein, als andere Feriendestinationen. Nach dem ausgiebigen Strandspaziergang, führte uns der Geruch von dampfendem Kaffee zum ausgiebigen Frühstück am Hotelpool. Während in der Schweiz kalte 7 Grad herrschte, setzten wir uns gemeinsam bei 28 Grad, luftig, sommerlich bekleidet, in das neue «Sommerfeeling». Unsere Herzen tränkten sich voll von dieser Wärme und dieser Freude, der eben begonnen Ferien-Stimmung. Nach dem Frühstück suchten wir uns ein ideales Plätzchen im Freien, um die Frequenzerhöhungen weitergeben zu dürfen.

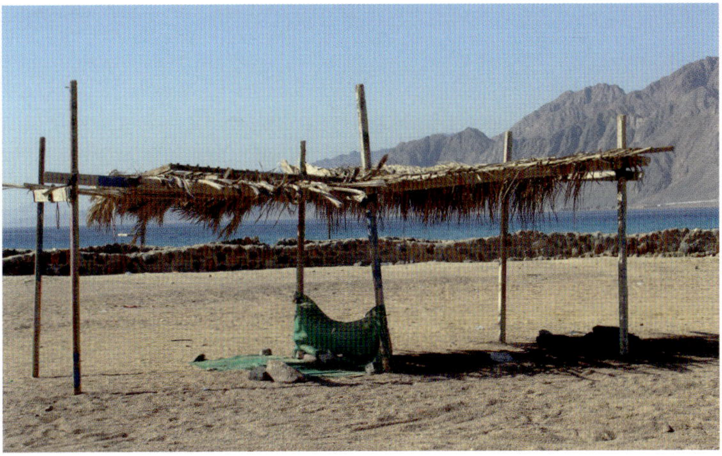

Wir wurden fündig im nahe gelegenen offenen «Hüttli», wo wir als erstes eine Aussenlichtsäule von 500'000 BE aufbauten mit den Wünschen der Schüler: Klarheit, Lebensfreude und spirituelles Wachstum.

Die Wünsche haben sich sofort umgesetzt. Nach der Ausbildung fuhr eine junge Familie an den Strand, ein lebensfrohes Paar mit ihren zwei kleinen Kindern. Sofort winkten sie uns zu, wir zurück, - und spontan und gastfreundlich wie die Einheimischen sind, luden sie uns ein zu einem erfrischenden Getränk. Sie packten Gläser aus und sprachen arabisch. Unsere Herzen verstanden uns, auch wenn wir nicht arabisch sprechen konnten, und sie nicht englisch. Die Mutter war so herzlich. Beim Verabschieden umarmten wir uns innig. Diese besonders schöne Begegnung berührte mich zutiefst. Doch es wurde noch interessanter. Kaum hatten wir das «Ausbildungs-Hüttli» verlassen, konnten wir sehen, wie zwei Beduinen, die am Strand geschlafen hatten, sich dort niederliessen und begannen, kniend, sich dem Meer hingewandt, zu beten.

Den ganzen Nachmittag verbrachten wir am Strand und im Meer. Gegen Abend sind wir zum nahe gelegenen Dorf gefahren um Wasser einzukaufen. Das Trinkwasser konnte entweder im Hotel für teures Geld gekauft werden – oder eben günstig im nahe gelegenen Dorf. Die warme Mondlicht-Stimmung begleitete unser Vorhaben. Es war bald Vollmond. Im Dorf musste gehandelt werden, das ist so üblich. Es brauchte schon Zeit und Nerven, mit den Einheimischen, die immer versucht haben, zu jammern, weil sie angeblich zuwenig verdienen würden, müssen sie auf den höheren Preis hinweisen. Wenn man es geschickt anstellte, verlies man den Laden, bis sie einem folgten und dann doch den Preis tiefer legten, und trotzdem noch viel höher, als «normal». Sie wollen eben alles Mögliche herausholen von den Touristen.

Dienstag, 11.10.2011
Wieder waren wir spontan und liessen uns vom traumhaften Sonnenaufgang den Tag begrüssen. Ein ganz besonderes Feeling und vor allem die innere Erweiterung: das Bewusstsein von der Weite des Meeres, dem goldenen Licht der Sonne und des feurigen Sinai-Gebirges im Hintergrund, beglückte jede Zelle unseres Körpers und unserer Seele.

Wir organisierten heute die Reise zum Moses-Berg. Es zeigte sich auch Zeit um Musterauflösungen anzubieten, damit die hochkommenden Themen sofort gleich wieder verarbeitet werden konnten. Das ist sehr wichtig, da dadurch mehr Leichtigkeit zu den Schülern kommt und sie die nächsten Frequenzerhöhungen mit offenen Herzen annehmen können.

Zeit am Strand, tolle Erlebnisse vom Schnorcheln gleich vor dem Hotel, und ein überaus feines und üppiges Nachtessen, mit Buffet vom Feinsten. Wir fühlten uns wie «die Götter». Wir durften uns bereichern von der kulinarischen Vielfalt, europäisch bis arabisch, es fehlte wirklich nichts. Das Essen draussen, am Pool, wie immer eine wahre Freude.

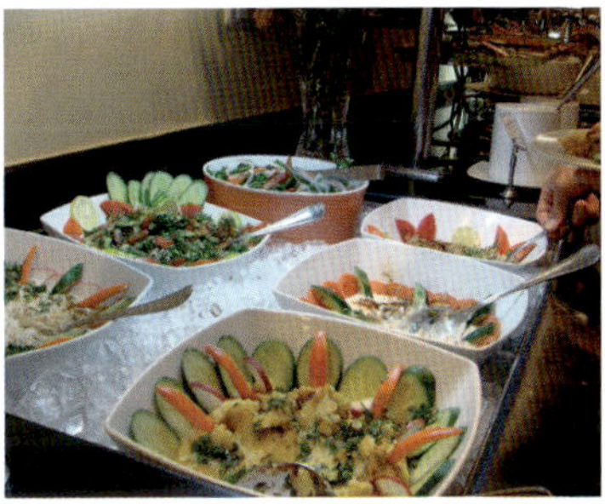

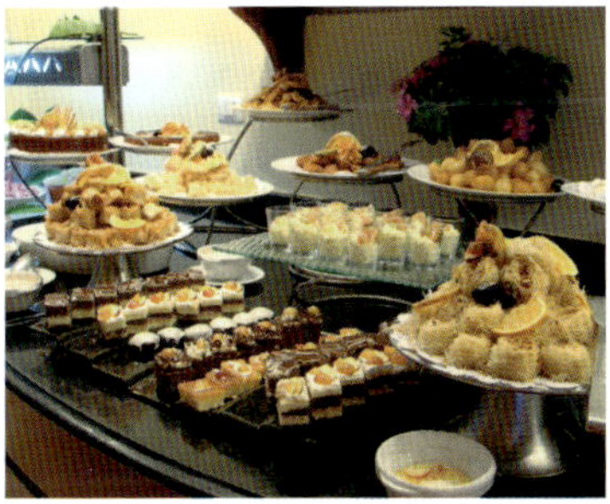

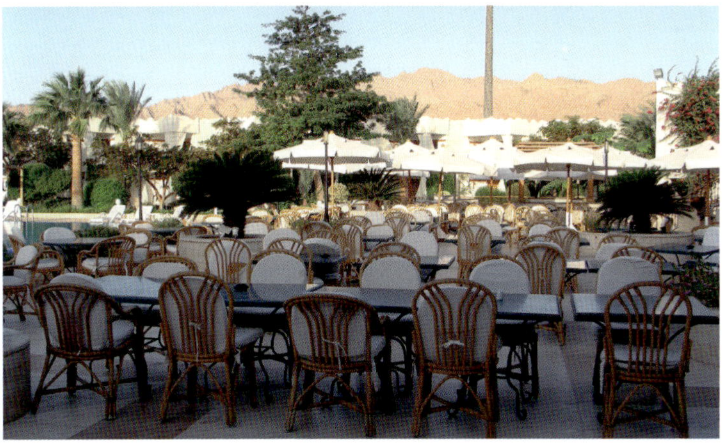

Mittwoch, 12.10.2011 / Donnerstag, 13.10.2011

Nach dem fantastischen Sonnenaufgang, jeder ist einzigartig und besonders, folgt das üppige Frühstück - darauf die zwei Stunden Ausbildung im Hüttli. Doch kaum zurück im Hotel, scheinen mich Reinigungsprozesse zu betreffen. Den ganzen Tag leide ich unter Durchfall. Ich trinke Schwarztee und Gott sei Dank habe ich die Pluto-Flasche mit dabei, so kann ich meinen Darm mit dem hoch schwingenden Heilwasser aus dieser Flasche wieder heilen. Ich spürte, wie die Information durch mich hindurch floss, dass jeder Schluck Pluto Wasser mich reinigte und mich heilte. So war es auch. Für mich war Erholung und Vorschlafen angesagt. Andere hatten Action pur, denn die Quad-Tour auf den Sandpisten und durch Schluchten, und das Schnorcheln im Riff waren besonders eine tolle Erfahrung. Andere genossen lieber das Meer, den Sandstrand, die warme Sonne und das Lesen von interessanter Literatur. So war für jeden Geschmack etwas dabei.

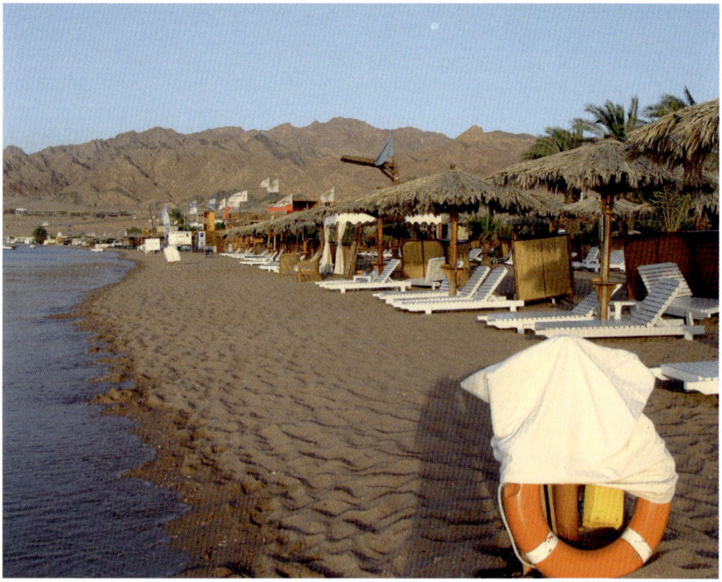

Sonne und Vollmond am Meeresstrand in Dahab

Die Reise zum Mosesberg begann

Um 23.30 Uhr wurden wir mit dem Bus abgeholt. Mein Befinden war wieder in Ordnung – die Reinigung hinter mir, ich war also bereit für die besondere Erfahrung «Mosesberg». Nach zwei Stunden Fahrtzeit kamen wir beim Katharinen-Kloster an, welches am Fuss des Moses-Berges liegt. Die Uhr zeigte 01.30 Uhr. Der Vollmond und der sternenklare Himmel beleuchteten das ganze Gebiet. Am Himmel war das Sternbild Orion zu sehen. Wunderbar passend zur Lehre der Sternzeichen, die in den Ferien von den meisten Teilnehmern angenommen wurde.

Man kann nur mit einem Guide auf den Berg. Es gibt zwei offizielle Wege auf den Mosesberg, der Kamel-Weg und der Mönchs-Weg. Später erfuhren wir, dass es auch noch einen dritten Weg gäbe. Wir waren nicht die einzigen, die diesen Berg zu erklimmen wünschten. Wir begegneten ganz vielen Japanern mit Gesichtsmasken und leichtem Schuhwerk, wir dagegen waren ausgerüstet mit Rucksack und trittfesten Wanderschuhen, was sich als optimale Lösung zeigte. Der Kamel-Weg, zirka zwei bis drei Meter breit, war gesäumt von unzähligen Kamelen, für jene, die zu Fuss nicht so weit marschieren wollen oder können – immer wieder wurden wir gefragt, ob wir nicht doch lieber das Kamel haben möchten. Auf dem Aufstieg gab es einige Stationen, Hütten, wo heisser Kaffee oder Tee angeboten wurde, kleine Pausen eingeschaltet werden konnten, je nach Bedürfnissen. Wir waren eine eher junge Gruppe, leichtfüssig marschierte unser Guide, nur mit offenen Sandalen, uns voraus. Er beachtete immer die ganze Gruppe, die sich nach seinem Namen nannte, Sobhi. Anstelle der zuvor gedachten drei Stunden Marschzeit kamen wir fünf Minuten vor dem Gipfel an, mit einer «Spitzenzeit» von nur zwei Stunden. Der letzte Teil, die hohen Stufen, waren sehr anstrengend und steil. Durchschwitzt und erhitzt von der Anstrengung wickelten wir uns in Decken und der kalte Wind blies uns um die Ohren. Wir waren fast die ersten, die auf dem Berg ankamen. Doch was wir hier erfahren durften, war mehr als ein Aufstieg auf einen gewöhnlichen Berg. Es war der lang ersehnte Moses-Berg. Auf dem Berg angekommen, setzten wir uns, in warme Decken eingewickelt, an eine Felswand, um dem baldigen Sonnenaufgang entgegen zu sehen. Ein herrliches Natur-Schauspiel eröffnete sich direkt vor unseren Augen und besonders in unseren Herzen.

Noch war es dunkle Nacht...

... doch dann kam die Sonne

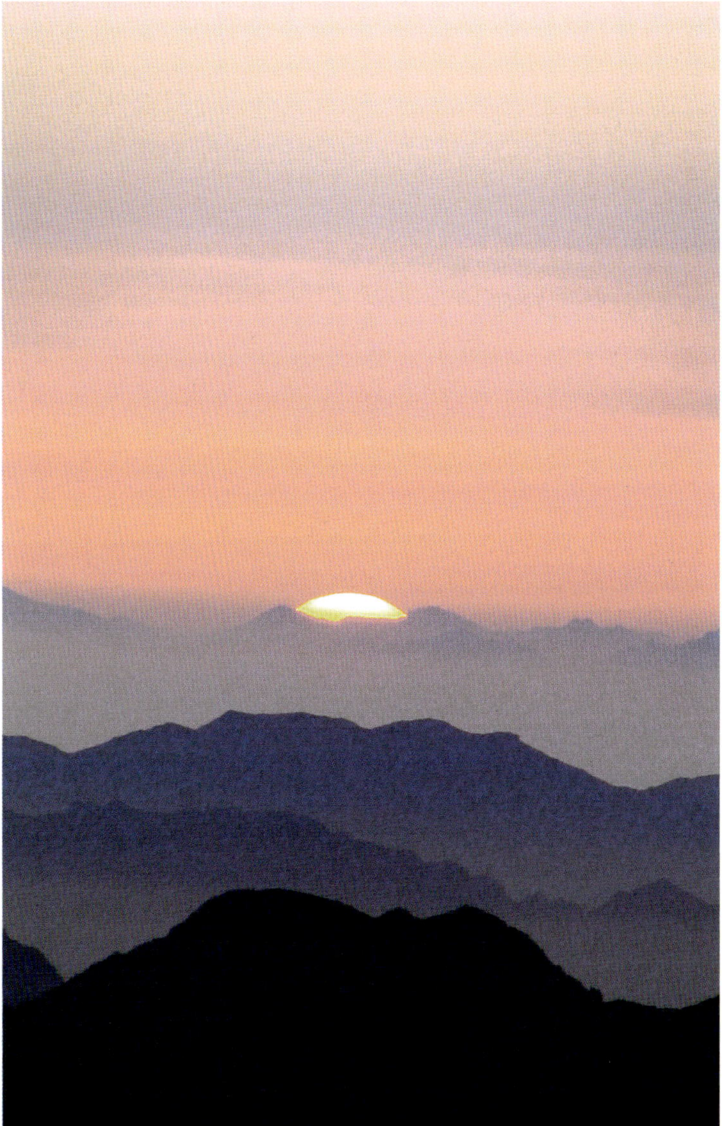

und mit ihr das Licht....

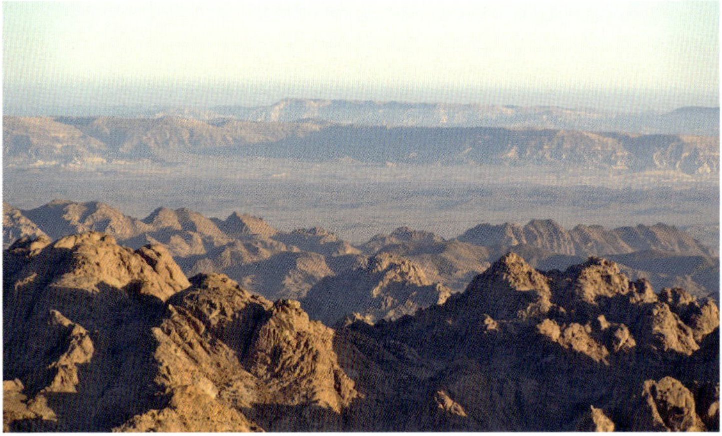

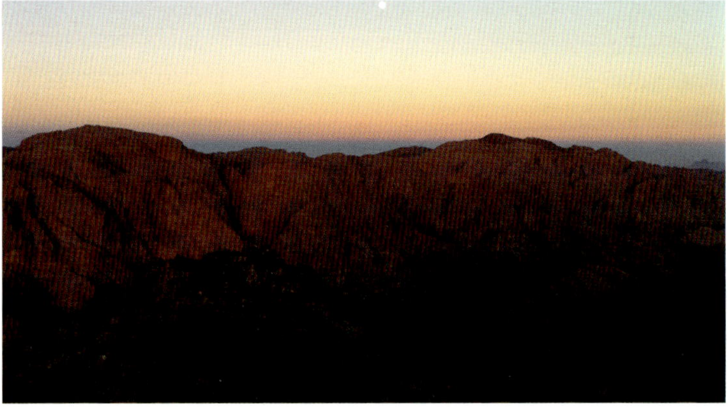

Auf der einen Seite konnte man den Vollmond erkennen und auf der anderen Seite zugleich die aufgehende Sonne. Was für ein herrliches Bild. Was für ein weites und eröffnendes Gefühl im Herzen, diese einzigartige Bergwelt so zu erleben. Mitten drin zu sein und zu spüren, welch grossartige Frequenz der Freude hier oben fühlbar ist. Das ist das Tor zum Himmel. Mein Herz hüpfte vor Freude. Dieser Tagesanbruch berauschte mich wie nie zuvor ein anderer. Glücksgefühle pur. Man findet kaum die richtigen Worte, dies zu beschreiben, das darf bei Möglichkeit jeder Leser und jede Leserin selber erfahren.

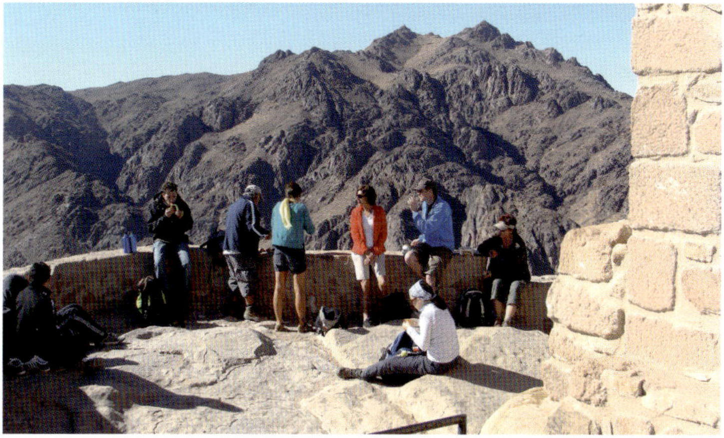
2285 Meter über Meer – die Lichtsäule auf dem Mosesberg

Wir fühlen den Ort der Lichtsäule, die Attilio erstmals vor 10 Jahren auf dem Mosesberg aufgebaut hatte. Es ist seine erste Lichtsäule, die er zum Beginn seiner Weltarbeit auf dem Mosesberg aufgebaut und entzündet hatte. Sie ist intensiv fühlbar, das ganze Herz beginnt zu vibrieren und die Kühle ist deutlich wahrnehmbar. In der Frequenz der Lichtsäule durfte ich die nächsten Frequenzerhöhungen an die Schüler weiter geben. Das war ein echtes, göttliches Geschenk.

Wenn die Frequenz aus der göttlichen Dimension geholt wurde, blies jedes Mal ein ganz starker Wind. Ich war zutiefst berührt und Tränen kullerten vor Freude und Dankbarkeit aus meinen Augen. Das ist echte Göttlichkeit, die sich hier fühlbar zeigte. Hinter uns feierten Menschen Gottesdienst und sangen Lieder. Schleusenöffnung für die Gegenwart Gottes.

Ich wusste: «Hier bist du zwar zum ersten Mal, aber sicher nicht zum letzten Mal».

Dass wir wieder hierher kommen, ist ganz klar, auch trotz des anstrengenden Aufstieges und der körperlichen Forderung. Die innere Einkehr beim Hochwandern und das innere Zwiegespräch; die Göttlichkeit fühlte sich hier viel näher an. Ich war zutiefst berührt.

Der Abstieg mit unserem Guide, Sobhi erfolgte über die Mönchstreppe. Wir waren fast die letzten, die den Berg hinunter gegangen sind. 3700 Stufen bis zum Katharinenkloster. Vorbei an wichtigen Toren und vorbei an der Kapelle, wo Elias seine Begegnung mit Gott hatte.

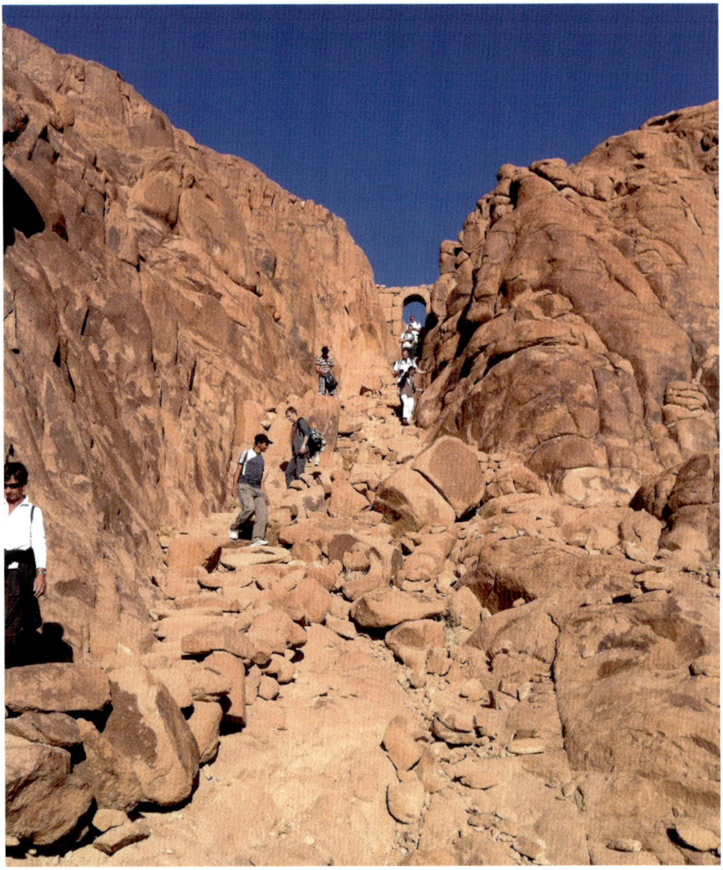

Der Abstieg vom Mosesberg über die Mönchstreppe

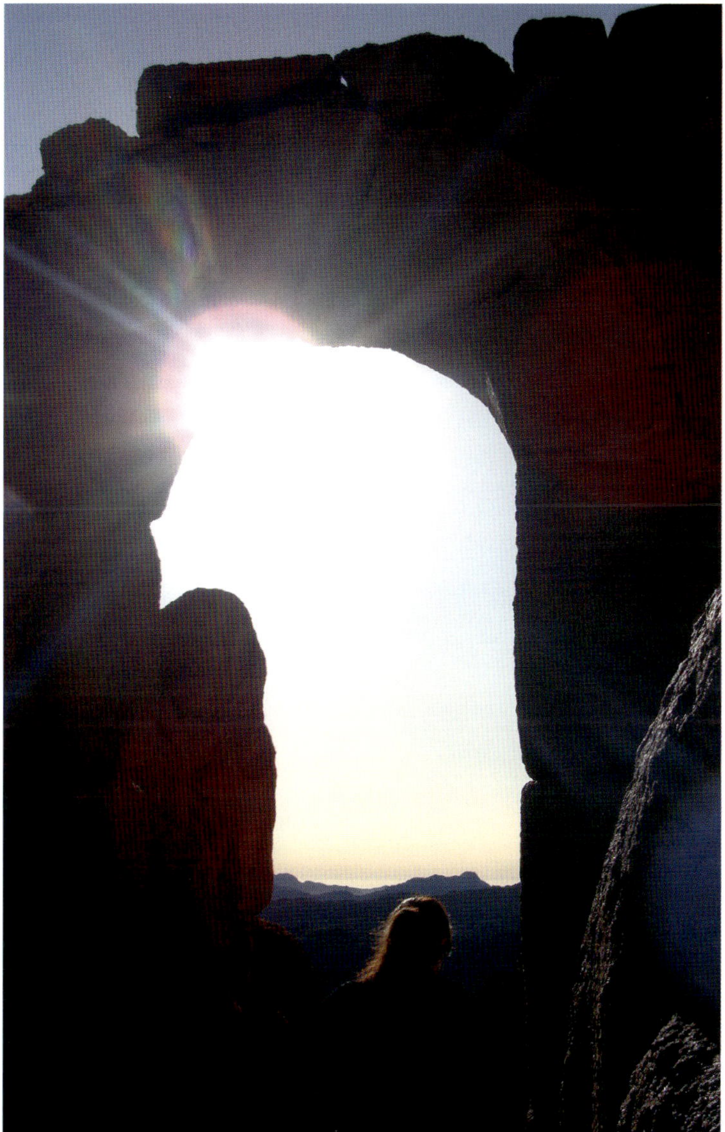

Das Tor der Reinigung.

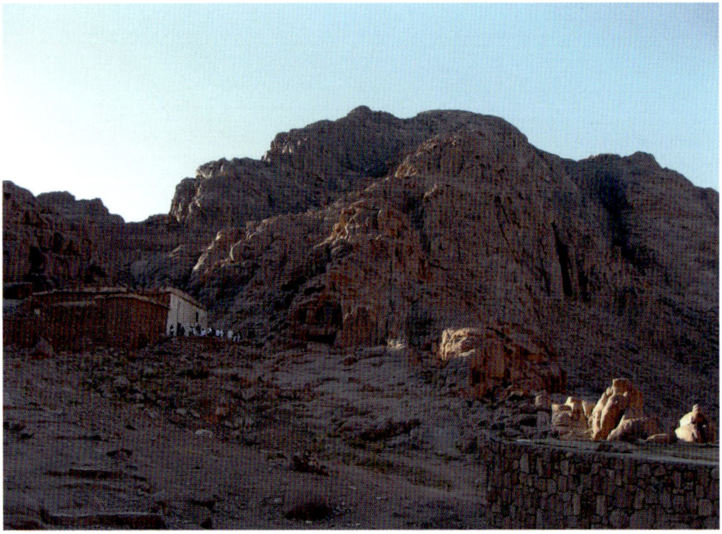

Die Elias-Kapelle

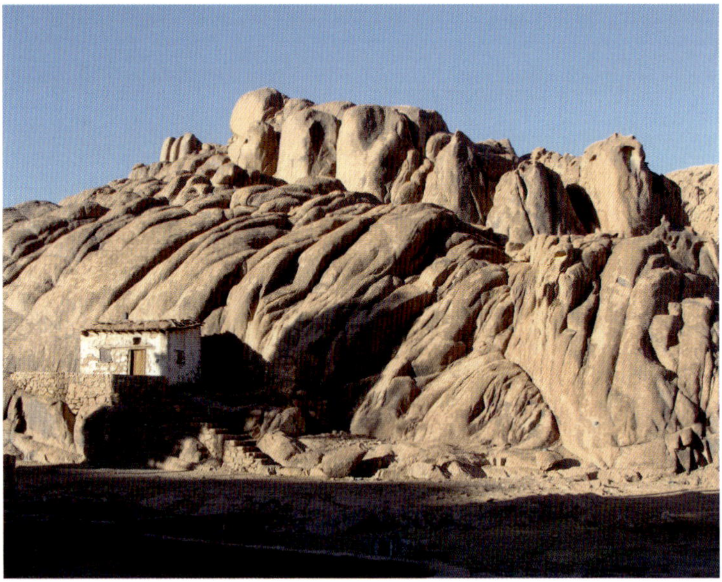

Der Blick ins Sinai-Gebirge…

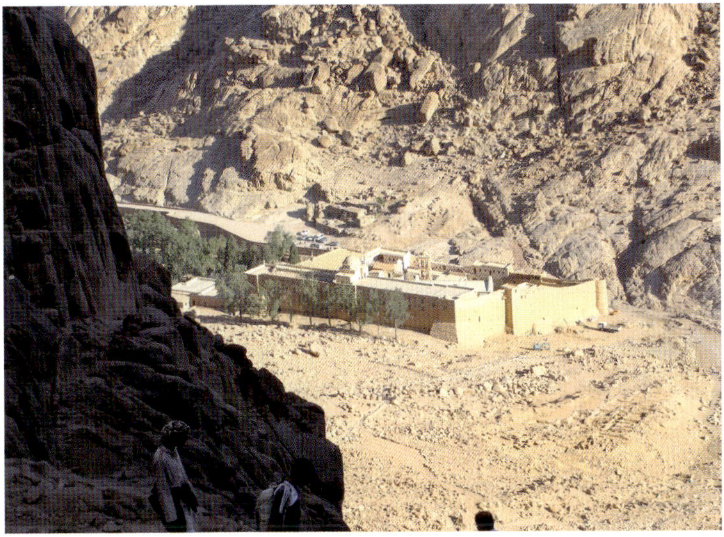

...und zum Katharinen-Kloster hinunter

Der Besuch im Katharinenkloster:

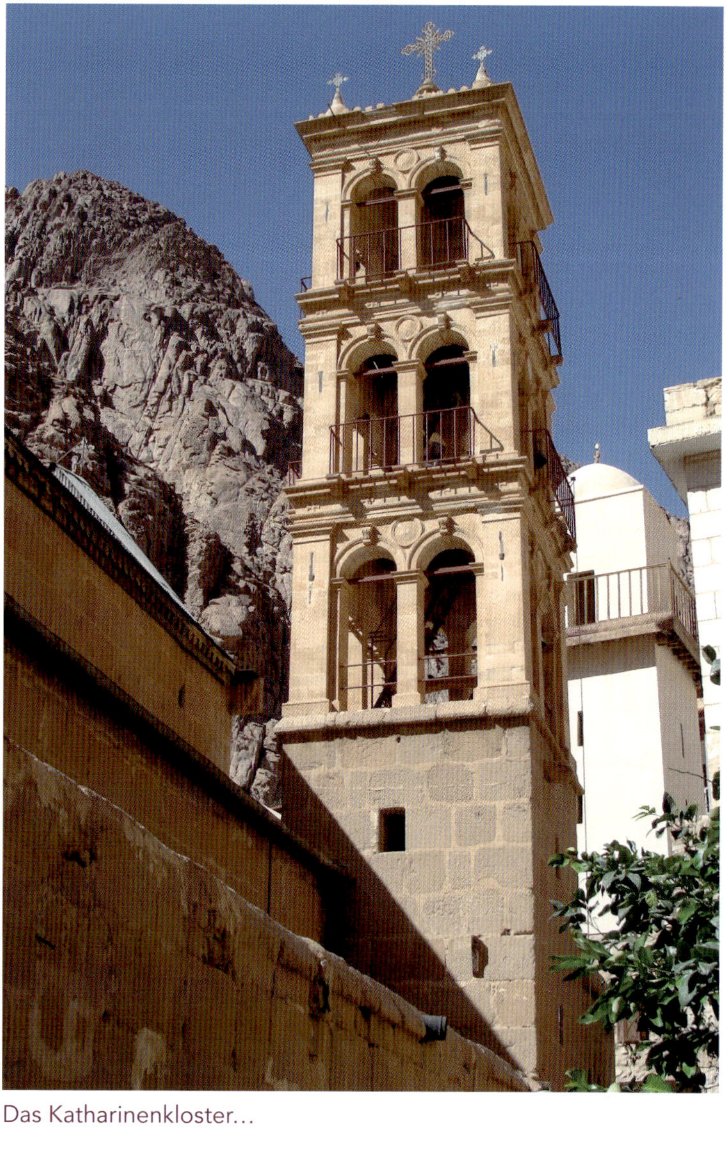

Das Katharinenkloster…

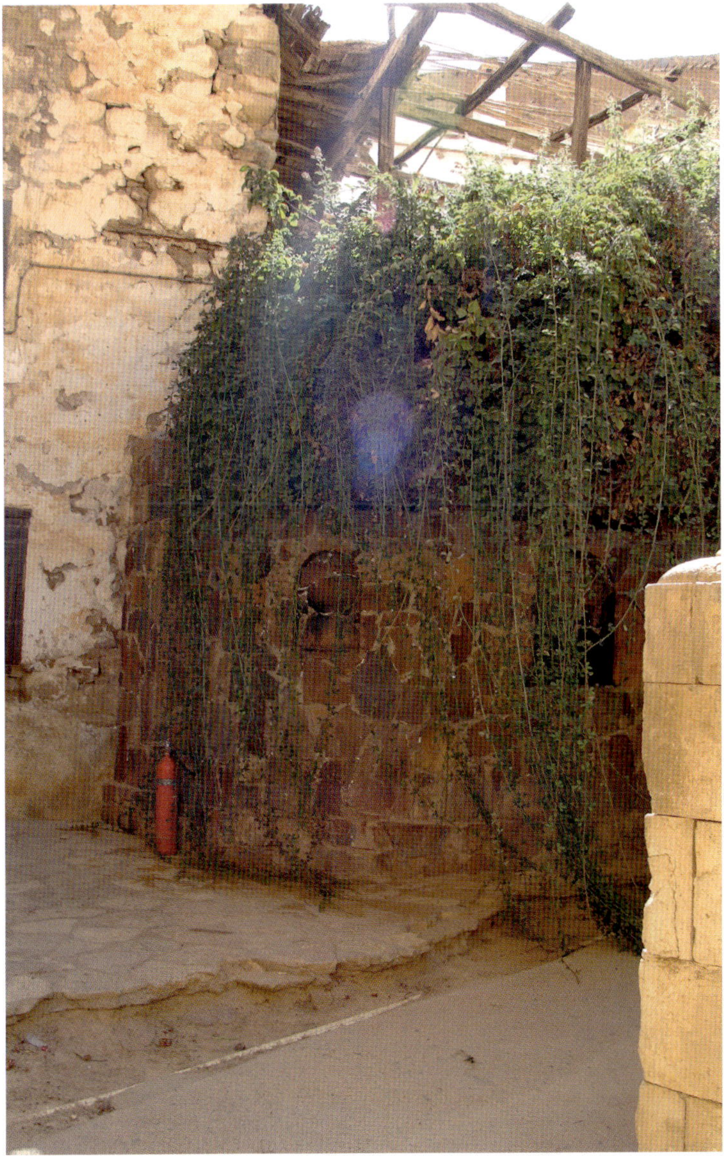

…mit brennendem Dornbusch

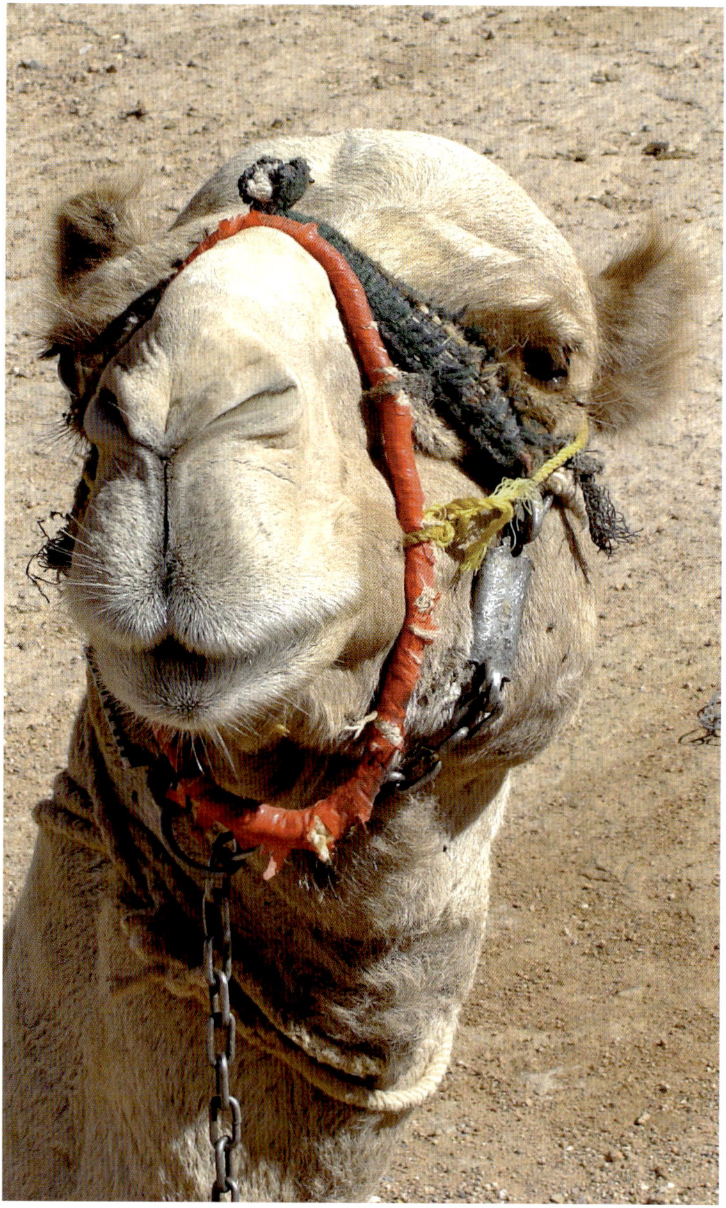

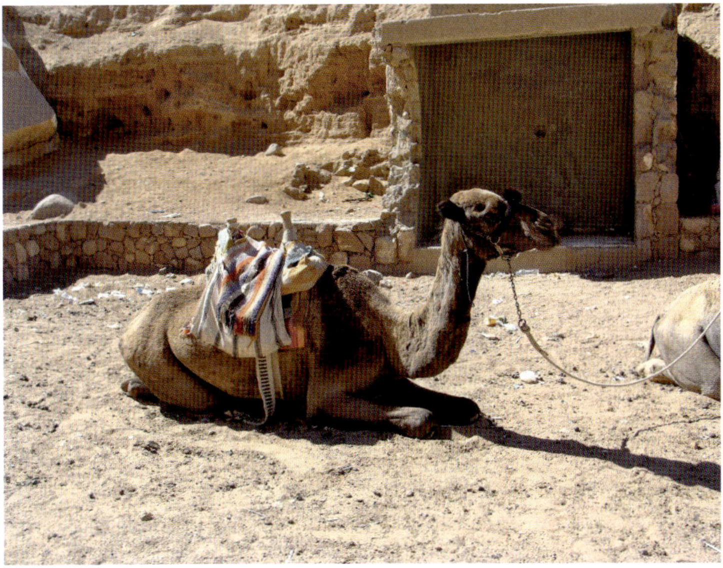

Der Abstieg liess die Muskeln der Beine erzittern, doch wir nahmen es gemütlich. Um das Katharinenkloster standen beachtenswerte, uralte Olivenbäume. Eine Augenweide. Das Kloster selbst, liess ohne Führung sehr wenig an Informationen zurück. Darum kaufte ich mir einen Kloster-Führer, um noch mehr darüber zu erfahren.

Wir frühstückten vor dem Kloster im Touristen-Restaurant. Der reiche Reiseproviant, den wir bei unserer Abreise vom Hotel erhalten hatten, genügte vollumfänglich. Den Rest gaben wir den Kindern, die dort spielten und richtiggehend darauf warteten, dass sie von uns etwas abbekommen würden. Daneben unendlich viele dünne Katzen, die jammernd auf den Tischen und um unsere Beine bettelten, um auch noch etwas zu erhaschen.

Nach dem Frühstück begann die Rückreise zum Hotel. Die verdiente Erholung am Strand war eine Wohltat für unsere müden Füsse. Das erfrischende Meer empfing uns mit wogender Erquickung. Wieder der wundervolle, in feurigem orange – goldgelb – lila – magenta - überführende Sonnenuntergang, der, die sonst schon erfüllte Seele von diesem Tag, noch tiefer vollendete. All' diese Farben in diesem heiligen Land scheinen viel intensiver zu leuchten als anderswo.

Freitag, 14.10.2011 – Sonntag, 16.10.2011
Es bleiben nur noch wenige Tage, die Woche verfliegt so schnell, wir erholen uns mühelos vom Mosesberg und sind erfüllt von diesem grossartigen unvergesslichen Erlebnis. Leider beginnt bald für einige schon die Rückreise. Die prächtigen, unvergesslichen Sonnenaufgänge werden immer spannender. Jeden Sonnenaufgang lassen wir einfliessen in unsere Herzen. Wir sprudeln vor neuen Ideen in dieser Nullpunkt-Frequenz und sind zutiefst erfüllt von unseren Erlebnissen. Die Sonne, der Strand und das Meer, Glasbootfahren, Schnorcheln an den schönsten Plätzen, die Welt der zahllosen Fische mit all' ihrer Farbenvielfalt und Pracht, das Verschmelzen von Himmel und Erde und dem weiten Horizont mit dem Einssein der Natur - das ist das, was wir die letzten Tage unendlich intensiv erfahren durften.

Meine Dankbarkeit kennt keine Grenzen. Wir leben mit der Vorfreude, dass wir nächstes Jahr wieder die Reise in den Sinai planen, um Ausbildungen zu geben an diesem wunderschönen Ort. Mein Herz ist mit übergrossem Dank erfüllt. Wer mitkommen möchte, darf sich gerne bei uns melden.

Nehmt das Licht vom Sinai in Euer Herz und findet dabei Eure Mitte.

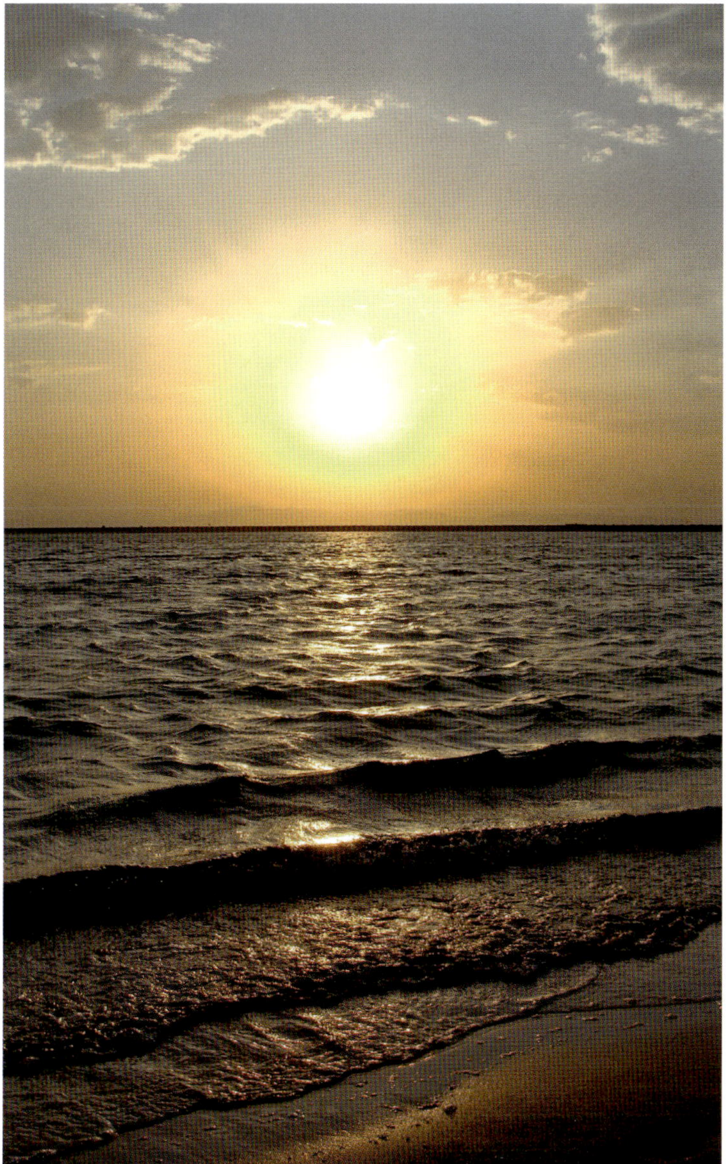

Kulinarisches mit Attilio Ferrara

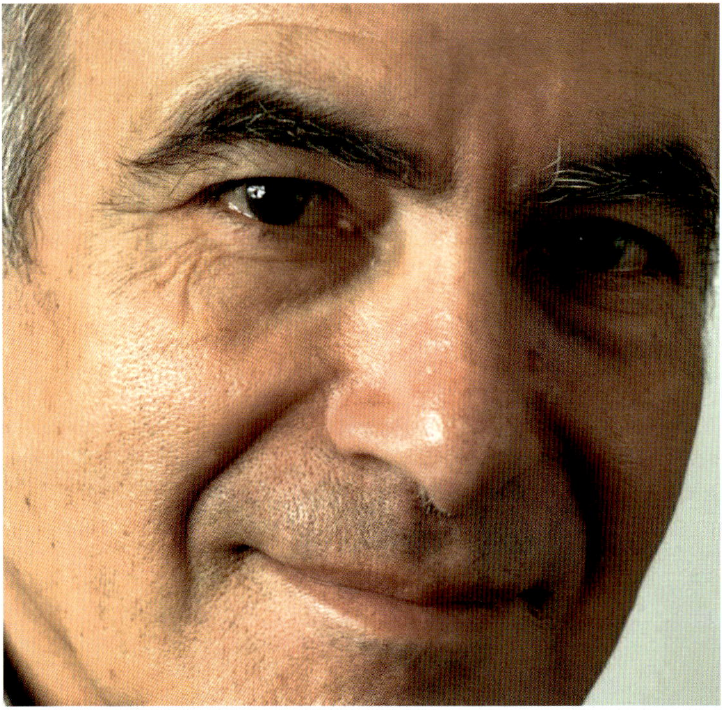

1. Warum kocht Attilio so gut?

«Ich bin Koch gewesen im Vorleben,» grinst Attilio seinen Schülern zu, wenn er mit freudigen Erzählungen und strahlendem Gesicht von seinen wunderbaren Kochkünsten schwärmt. «Ich kenne alle meine Vorleben», erzählt er bewusst und kraftvoll seinen Schülern. Die, die ihn schon lange kennen, bestätigen seine Kochkünste voll und ganz. Überall, wo Attilio hinkommt, wenn er bei Schülern zu Hause weilt und diese unterstützt, bekocht er sie. «Ich koche für mich, nicht für euch», ist seine Standard-Aussage. Im Militär, angefangen beim Tellerwäscher, aufgestiegen zum Koch, sei er sogar für die «Elite» verantwortlich gewesen und hat diese bekocht, da der Chefkoch ausgefallen sei. Und wie sehr man ihn gelobt habe!

Ebenso loben seine Schüler ihn, denn er kocht wirklich vorzüglich, egal ob auf Reisen, in der Natur oder bei seinen Schülern zu Hause. Seine Kochkünste sind wie seine Heilkünste, unvergesslich und tief beeindruckend.

Seine Küche ist «mediterran, das heisst zum Mittelmeerraum gehörend». «Das sei das Gesündeste,» meint er. Er persönlich meidet Brot, Milch und Milcherzeugnisse und liebt vor allem Fisch, Gemüse und Salate, gerne auch Pasta, besonders Spaghetti. Wobei er klar erwähnt, zwei Teller Salat und ein Teller Spaghetti. Die Mitte halten. Natürlich nicht zu vergessen, das gesunde kaltgepresste Olivenöl und den feinen Tropfen Rotwein.

2. Attilios beliebte Rezepte

Hier verrät Attilio uns einzelne, seiner feinen, überaus köstlichen Rezepte. Wir durften ihm über die Schultern schauen, um diese Rezepte in seinem Sinne weitergeben zu dürfen. Das Kochen mit Attilio hat immer ganz viel Spass gemacht. Er ist auch hier sehr präzise und ein echter Feinschmecker. Aus seinem Variationsrepertoire entstehen ständig neue Köstlichkeiten. Er ist wahrlich ein exzellenter Koch.

Diese einfachen Rezepte sind sehr geschmackvoll, schnell gekocht und rasch zu lernen. Guten Appetit!

Spaghetti al Attilio

3-4 Portionen

500g Hartweizengriess-Spaghetti

1 Tb. Sardellenpaste

Zwiebeln, Knoblauch, u./o. Ingwer

2-3 Karotten

2-3 Stangensellerie-Stengel

1-2 Dosen gehackte Tomaten

3-5 getrocknete Tomaten klein schneiden

ev. schwarze Oliven geschnitten

kaltgepresstes Olivenöl

Meersalz

Parmesan gerieben

Spaghetti-Wasser mit Salz und wenig Olivenöl zum Kochen bringen, dann Spaghetti al dente kochen

Tomatensauce speciale: Olivenöl mit wenig Salz erwärmen

Ingwer, Zwiebeln oder/und Knoblauch andünsten

kleingeschnittene Karotten, Stangensellerie & getrocknete Tomaten glasig dünsten, ev. schwarze Oliven beifügen

5-8 cm Sardellenpaste beifügen

ablöschen mit 1-2 Dosen gehackten Tomaten
kurz einkochen

Spaghetti ableeren und auf vorgewärmte Teller anrichten

geriebenen Parmesan auf die Spaghetti, dann die Sauce auf dem Teller verteilen

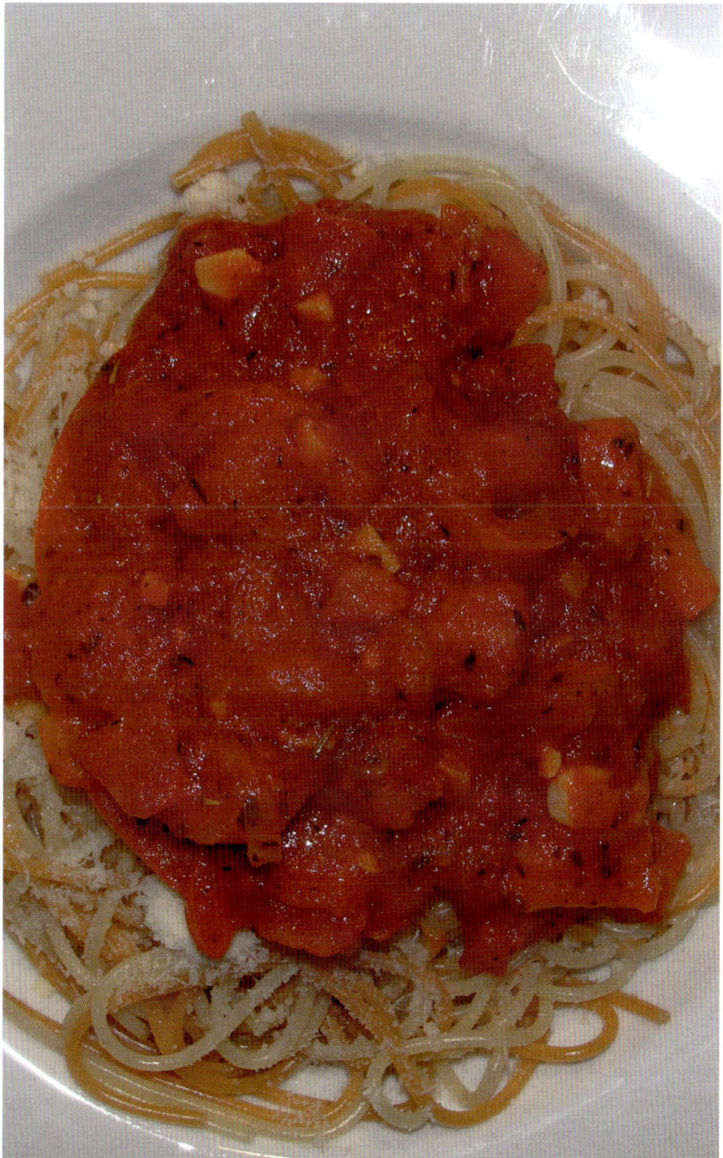

Fischsuppe al Attilio
3-4 Portionen

Lachs

Seeteufel

Riesencrevetten (2-3 pro Person)

Kabeljaufilet

Knoblauch und Schalotten

Tomaten getrocknet oder frisch oder Pelati

Petersilie glatt u./o. Koriander

ev. frischer Dill

Ingwer frisch

2 Lorbeerblätter

Pfeffer

Salz

Olivenöl

Knoblauch und Schalotten dünsten in Olivenöl mit frischen Ingwer, Petersilie, Dill, Tomaten und wenig Salz und Pfeffer

Riesencrevetten dünsten

Lachs, Seeteufel, Kabeljaufilet in Stücke geschnitten kurz mitdünsten

2 Lorbeerblätter beifügen

Mit Wasser ablöschen

ca. 20 Min. auf dem Feuer köcheln lassen.

servieren mit Baguette

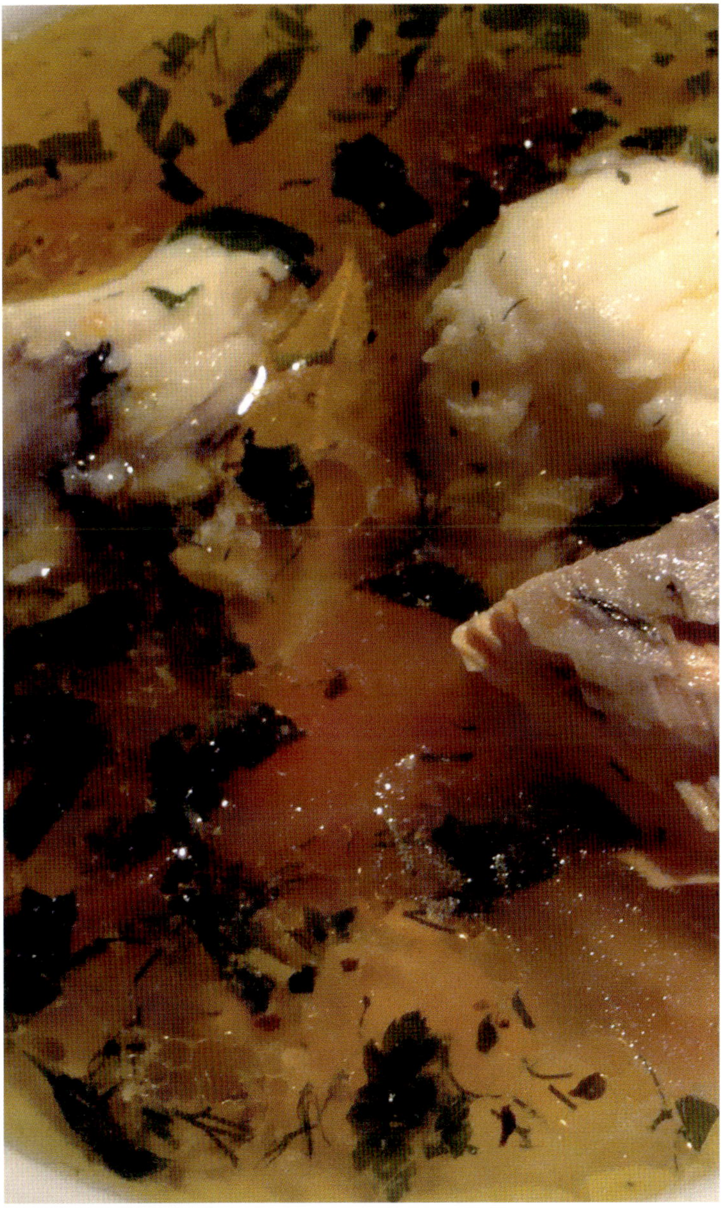

Gefüllte Champignons mit Auberginen, al Attilio
3-4 Portionen

3 Auberginen

3-6 Champignons

1 Bund frische Blattpetersilie

frischer Knoblauch oder Ingwer

Paniermehl

kaltgepresstes Olivenöl

1 Dose gehackte Tomaten oder 2 frische Tomaten

Auberginen: die Auberginen halbieren und Würfelmuster einschneiden, dann mit wenig Salz bepudern und die Hälften wieder aufeinander legen. (ca. 20 Min. Wasser ziehen lassen)

Anschliessend Auberginen unter fliessendem Wasser auswaschen, bis das Salz herausspült wurde, dann mit Paniermehl bestreuen

Aufs Backblech legen und mit klein gehackten Knoblauch oder Ingwer mit Olivenöl belegen, darauf die frischen Tomaten oder die gehackten Tomaten und die frische Blattpetersilie verteilen

Champignons:
Waschen und Stengel entfernen. Stengel zerhacken mit Knoblauch oder Ingwerstückchen in Olivenöl mischen und die Champignons auffüllen.

Zuletzt Blattpetersilie darüber streuen und beides im Ofen ca. 15 – 20 Min. goldig backen

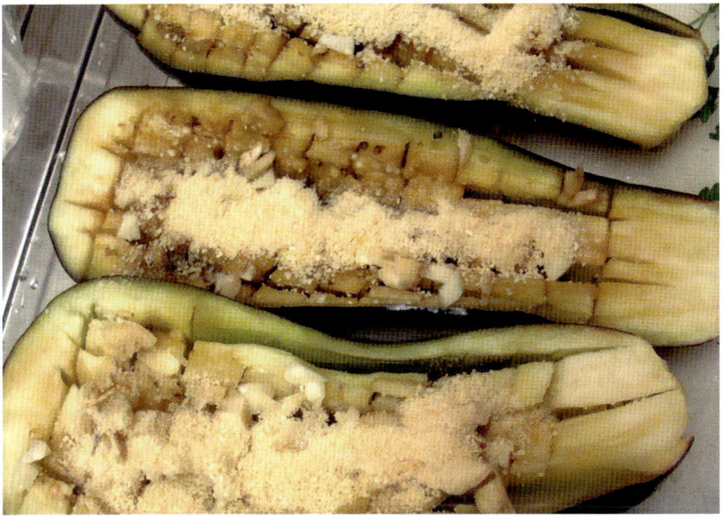

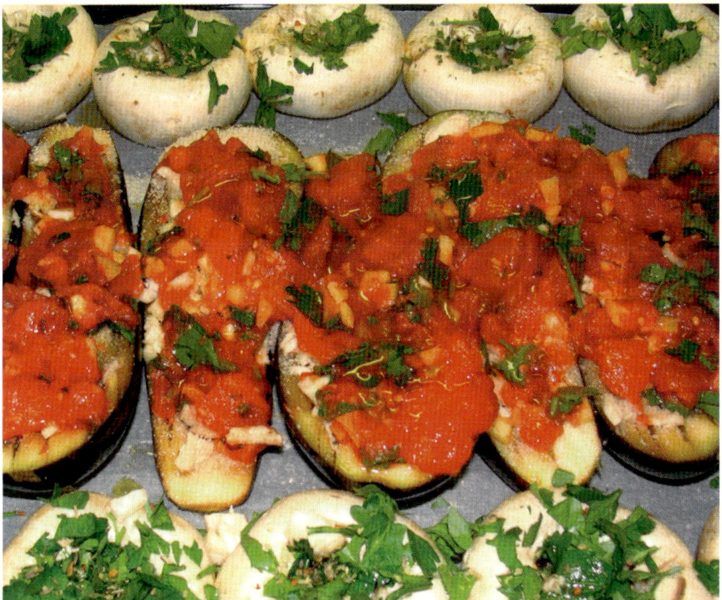

Spargeln al Attilio
3-4 Portionen

Grünen frischen Spargelbund waschen, rüsten und die ganzen Spargeln auf dem viereckigen, eingefetteten Backofenblech verteilen. Kurz im vorgeheizten Backofen backen. Dann rausnehmen, mit Olivenöl beträufeln und fertig ist das feine Gemüse.

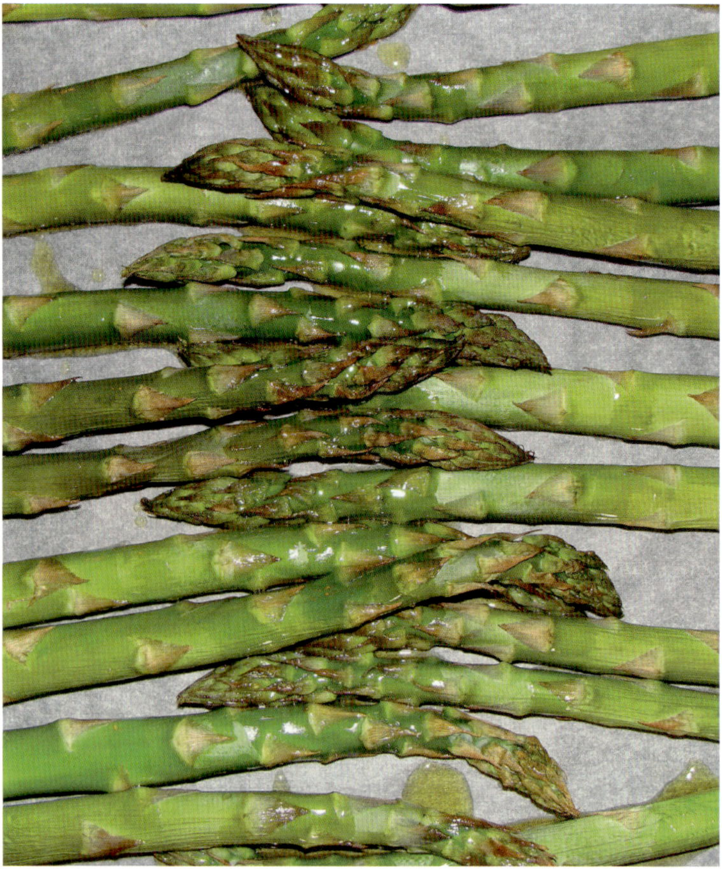

Zucchini Blüten al Attilio
3-4 Portionen

frische Zucchini Blüten

2-3 Eier

frische italienische Gewürze

Meersalz oder Gewürzsalz

Sonnenblumenöl

Zucchini Blüten waschen

Eier im tiefen Teller aufschlagen, würzen

Zucchini Blüten kurz wenden und mit Sonnenblumenöl und wenig Salz kurz anbraten (Durch das Salz im Öl spritzt das Öl in der Pfanne nicht). Abtropfen auf Haushaltpapier, dann warm servieren.

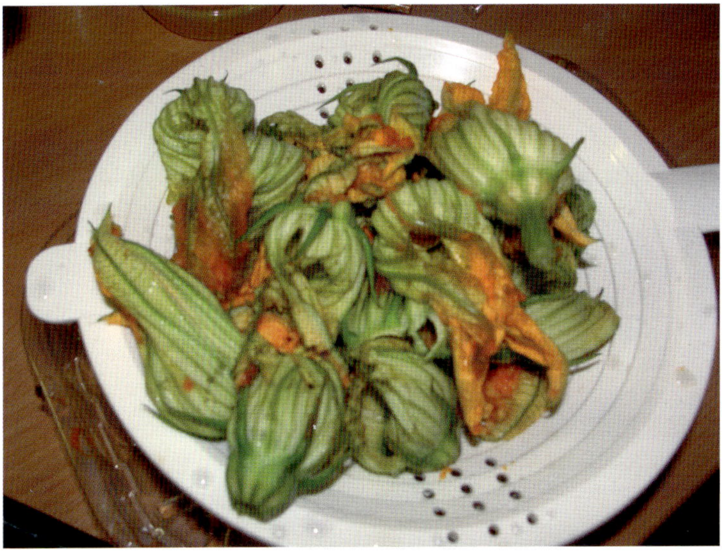

Gratinierte Miesmuscheln al Attilio

3-4 Portionen (Vorspeise)

1 kg Miesmuscheln gut waschen

Tomatensauce al Attilio

Paniermehl

Frische Blattpetersilie (u./o. Koriander)

Olivenöl

Miesmuscheln in grosse Pfanne geben. Mit Deckel zudecken, kurz erwärmen bis die Miesmuscheln sich öffnen.

Eine Schalenseite der geöffneten Miesmuscheln wegzupfen, den Rest auf eine Gratinform legen

Paniermehl darauf streuen, Tomatensauce darauf verteilen, mit Blattpetersilie (oder zusätzlich Koriander) belegen und mit Olivenöl beträufeln

10 Min. im Ofen bei 180° gratinieren

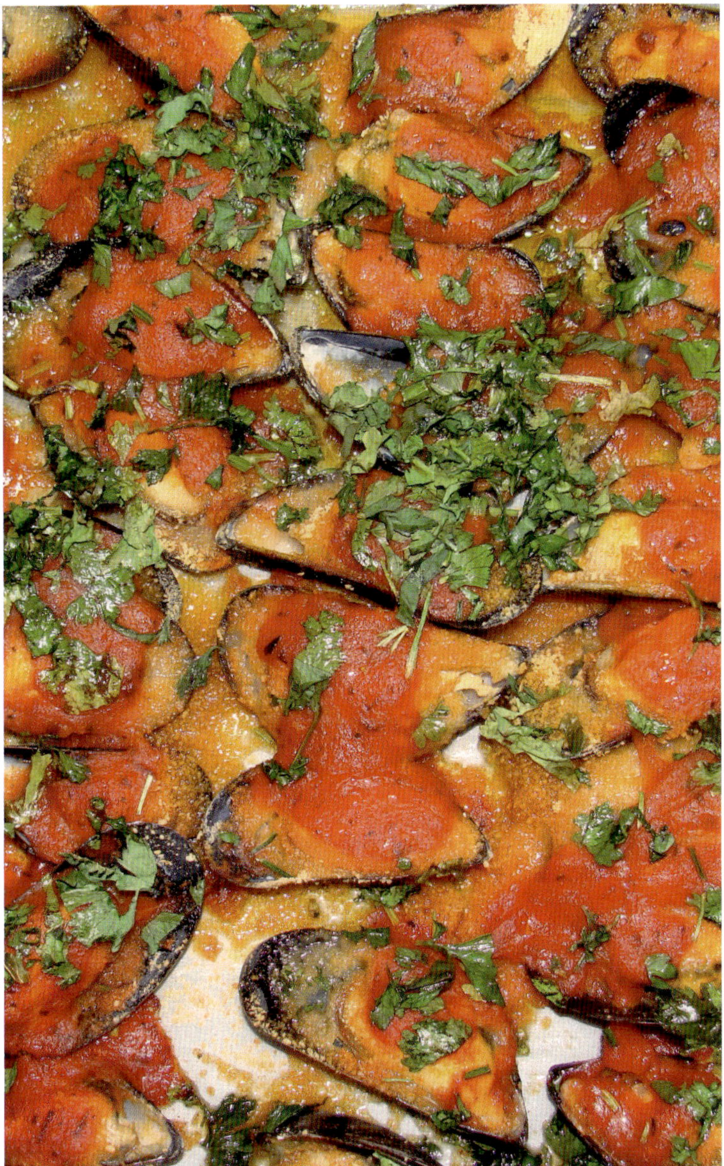

Miesmuscheln Marinara al Attilio
3-4 Portionen

ca. 1 kg Miesmuscheln (1 Pfund pro Person) gut waschen

Olivenöl, Knoblauch, Ingwer

Weisswein 1-2 dl

3-4 getrocknete Tomaten

1-2 Lorbeerblätter

1 grosse Tomate klein schneiden

Blattpetersilie (und/oder Koriander)

Olivenöl

Miesmuscheln in grosse Pfanne geben. Mit Deckel zudecken, erwärmen bis die Miesmuscheln sich öffnen. Dann mit Weisswein ablöschen, Lorbeerblätter, Tomate, Blattpetersilie und/oder Koriander dazufügen, kurz ziehen lassen und servieren mit Penne und Tomatensauce

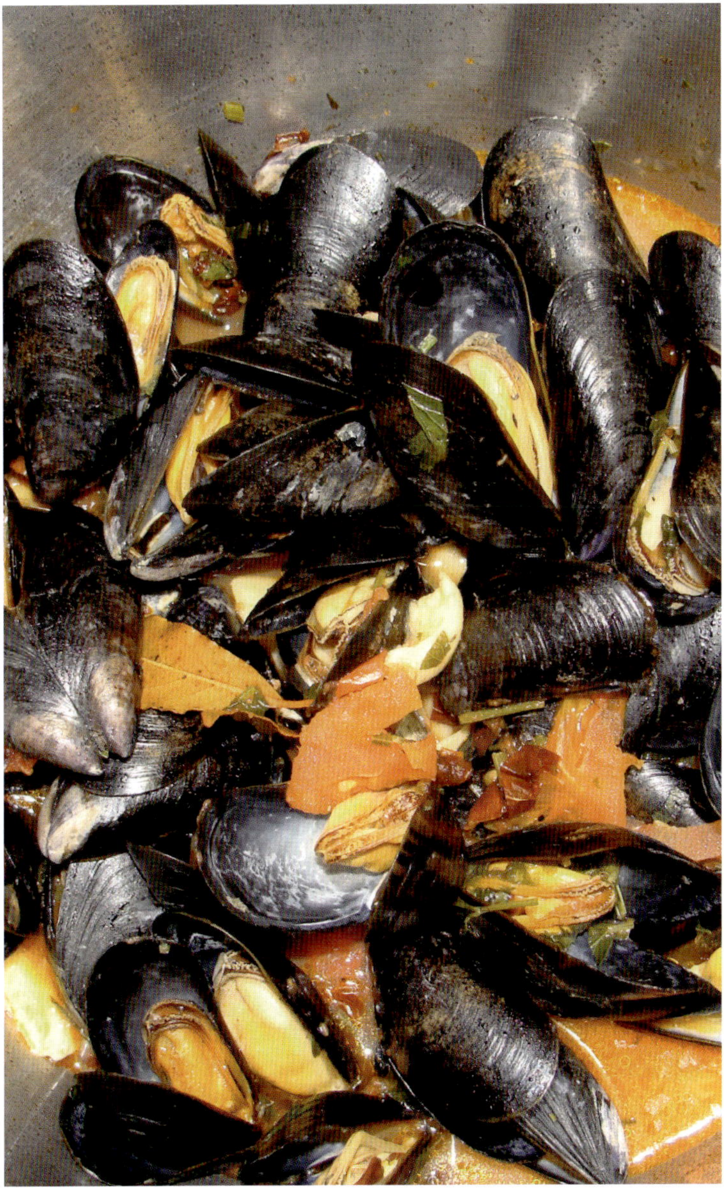

Penne mit Tomatensauce al Attilio
3-4 Portionen

Penne aus Hartweizen-griess

Olivenöl, Knoblauch, Ingwer, Zwiebeln

3-4 getrocknete Tomaten kleinschneiden

1 grosse frische Tomate klein schneiden

Tomatenmark aus der Tube

Pelati (1-2 Dosen geschälte und gehackte Tomaten)

Blattpetersilie (und/oder Koriander)

Olivenöl

italienische Gewürze

Parmesan Reibkäse

Zwiebeln, Knoblauch kurz anbraten in Olivenöl (mit wenig Salz)

getrocknete Tomaten und Ingwer dazufügen mit Tomatenmark

Pelati und/oder frische grosse geschnittene Tomate beigeben

köcheln lassen mit italienischen Gewürzen verfeinern und servieren:

Erst die Penne, dann der Parmesan und am Schluss die Sauce auf den Teller anrichten

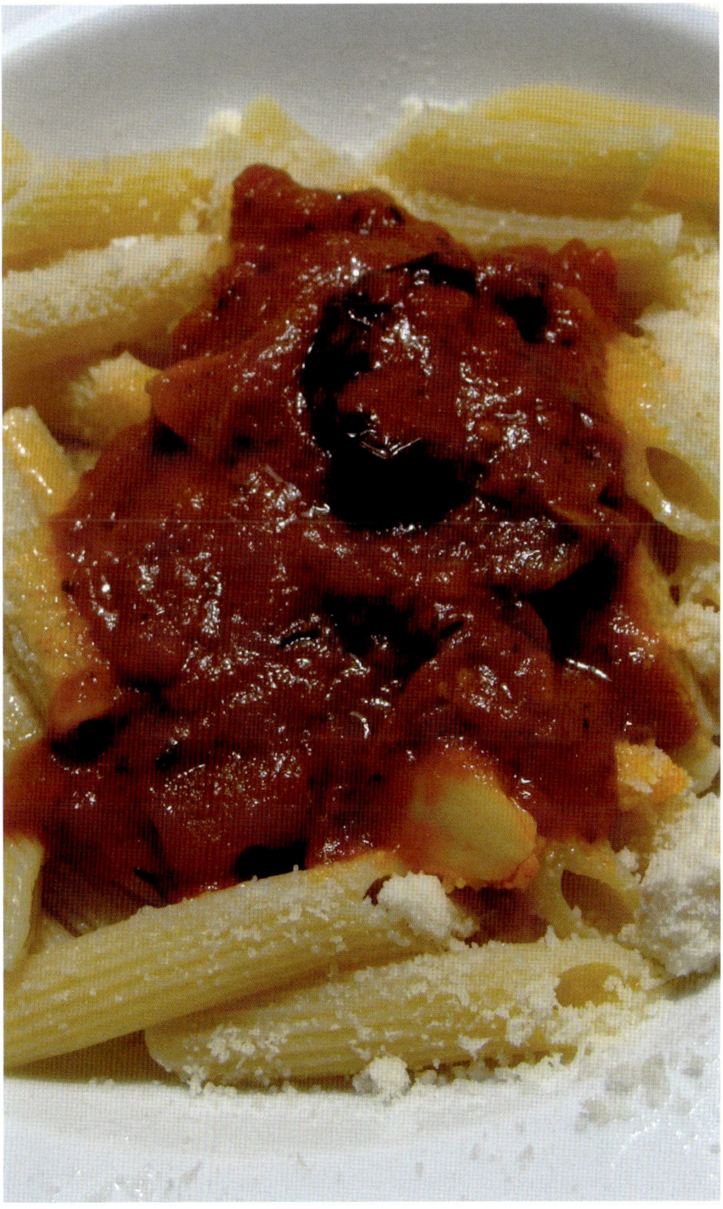

Couscous al Attilio
3-4 Portionen

Lamm oder Fisch oder Pouletkeule

Knoblauch

Zwiebeln

getrocknete Tomaten

Olivenöl

Tomatenmark aus der Tube

4-6 Sorten Gemüse: (zum Beispiel: Auberginen, Zucchetti, Karotten, Blumenkohl, Kürbis)

Couscous (500 Gramm für 4 Personen)

Knoblauch, Zwiebeln und getrocknete Tomaten in Olivenöl mit Fleisch oder Fisch anschmoren

Tomatenmark dazugeben und Kürbis,

mit Wasser ablöschen

Wasser nach Bedarf nachfüllen

Gemüse beifügen und 30 Min. köcheln lassen bis Gemüse gar ist

Couscous zubereiten: 0,5 Liter Wasser, 1-2 Kaffeelöffel Salz und 500 Gramm Couscous aufkochen

vom Herd nehmen und 3 Min. aufquellen lassen

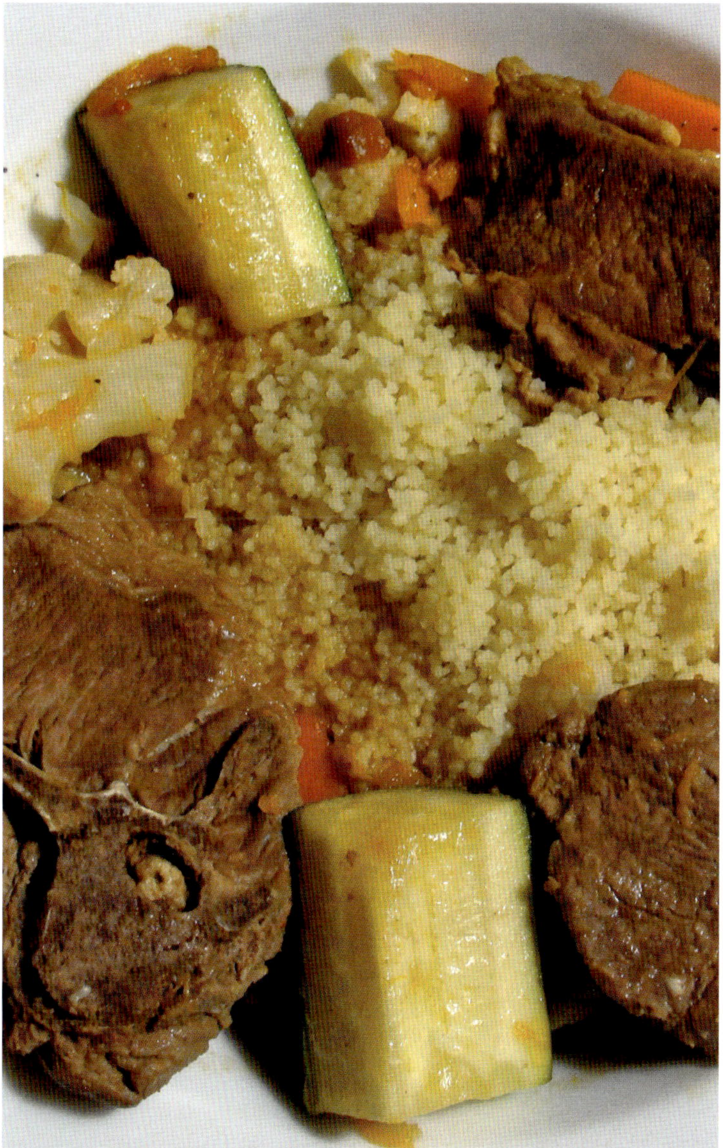

Hummer al Attilio
3-4 Portionen

Frischen oder tiefgefrorenen Hummer

(pro Person ein ganzer Hummer)

Kapern

Tiefgefrorenen Hummer auftauen und mit Messer in die Hälften schneiden

Frischer Hummer in siedendem Wasser in grosser Pfanne (Kopf nach unten) eintauchen und kurz kochen lassen, aus dem Sud herausziehen, abtropfen und leicht erkalten lassen. Dann in zwei Hälften schneiden.

Mit Kapern belegen und im Ofen warm werden lassen. Dazu z.B. roh gedünstete, kleine Kartoffelstäbchen mit Kartoffelgewürzen anbraten und mit Tomatensalat servieren.

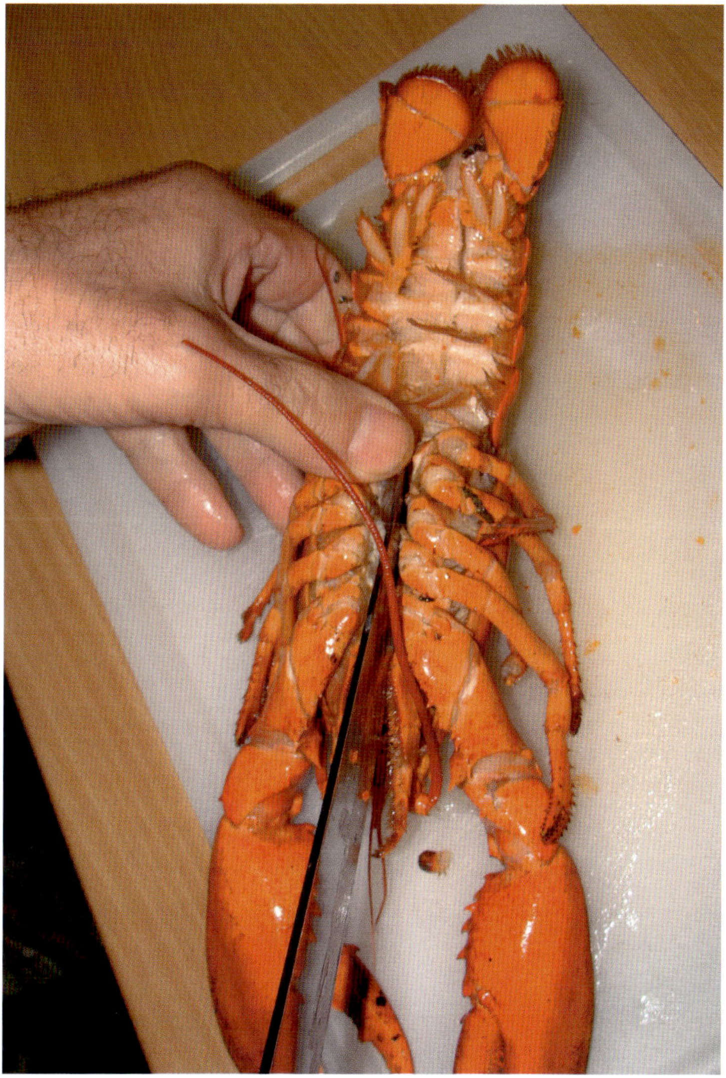

Wer im Sinne von Attilio Ferrara seine Ernährung bewusst zusammenstellt, unterliegt keinen Verboten, sondern ist angehalten, wie überall im Leben, auch beim Essen die Mitte zu halten.

HEILARBEIT

a) Die AUNDA *healing* Frequenzbehandlung

Attilio Ferrara führt mit AUNDA *healing* die Menschen zur Erweckung der eigenen Heilkraft. Dies bedeutet, lernen, sich auf schnelle und einfache Weise selbst zu heilen, das eigene Selbstbewusstsein zu stärken, im Bewusstsein zu wachsen und andere Menschen zu unterstützen. Die Anzahl seiner Schüler und Lehrer (spirituelle Coaches) wächst exponentiell. Jeder der sein Herz öffnet, versteht die einfache Botschaft von AUNDA *healing.*

Durch die Lehre von Attilio Ferrara, steht uns die einzigartige, AUNDA Heilfrequenz zur Verfügung, die uns ermöglicht, wundervolle Behandlungen auszuführen. Diese verlaufen meist persönlich, im Kontakt mit dem Klienten ab. Nach einem einfühlsamen Gespräch kann der Klient sitzen oder liegen und wird dann behandelt.

Ablauf einer Behandlung durch AUNDA *healing* nach der Lehre von Attilio Ferrara:

Der Heiler oder die Heilerin verbindet sich bewusst mit der AUNDA Heilfrequenz, die bewusst die Selbstheilungskräfte aktiviert. Diese überaus starke Frequenz beseitigt Elementale (Gedankenformen die im Energiefeld und im Körper sitzen) und Fremdenergien als erstes.

Dann werden die Chakras (Energiezentren im Körper) gereinigt. Ebenso wird das Hormonsystem, der Blutkreislauf, das Immunsystem, das Nervensystem, die ganze Wirbelsäule, das Skelett und alle Organe behandelt. Zudem wird eingehend auf das Problem eingegangen, mit welchem der Klient kommt. Die Dauer einer solchen Behandlung liegt bei zirka 30 Minuten. Diese können auch via Fernbehandlung ausgeführt oder weitergeführt werden.

Bei den meisten Sitzungen braucht es eine, bis drei Behandlungen, bis die Beschwerden sich verändern oder ganz abgeklungen sind. Wer nach drei Behandlungen noch keinen Erfolg verzeichnen kann, hat eventuell verkannte Symptome nicht beachtet (Fehlernährung, ungenügende Wasserzufuhr, tief sitzende seelische Blockaden) oder ist für die Frequenzarbeit (noch) nicht offen. Diese Frequenzbehandlungen sind der Weg der Zukunft.

Viele dankbare, strahlende Menschen jeden Alters, vom Baby bis zum Betagten, wünschen vermehrt diese wundervolle, berührungsfreie Frequenzarbeit. Es sind Menschen, die sich öffnen können, Schmerzen und teils schon lang andauernde Symptome sofort loslassen dürfen, seelische Belastungen auflösen und sich befreien von körperlichen und seelischen Blockaden. AUNDA *healing* durchdringt den Menschen auf körperlicher, seelischer und geistiger Ebene mit sehr hohen Heilfrequenzen. Wahre Genesungen können sofort möglich werden. Unzählige Erfolge sind zu verzeichnen. Fühlen und erleben ist besser, als nur darüber zu lesen.

b) Die oft verkannten Symptome

Viele Patienten (80 – 90%) welche von Attilio Ferrara und seinen Heilern behandelt werden, leiden unter einem erhöhten Pilz-Befall, meist Candida albicans (= Candidiasis). Eine Candidiasis ist eine Infektion der Haut, der Schleimhäute oder der inneren Organe mit einem Hefepilz der Gattung Candida. Daher sind viele menschliche Organismen aus ihrer Mitte geraten. Dabei ist der ph-Wert im Körper entscheidend. Je saurer das Milieu (= Zwischenzellgewebe = Interstitium), umso mehr wird dem Candida die Lebensgrundlage ermöglicht. Die meisten Menschen, vor allem fast alle chronisch Kranke, leiden an einer «Übersäuerung». Dadurch können viele Stoffwechselfunktionen nicht mehr richtig ablaufen. Dies kann unter anderem folgende Hauptursachen haben: Fehlernährung (zu süss, zuviel Tiereiweisse wie Fleisch und Milchprodukte), Stress, Toxine und vor allem bedingt durch eine ungenügende Wasserzufuhr. Die erhöhten Candida-Werte zeigen sich in verschiedensten Formen:

Neurologisch und vegetativ:
- Leistungsabfall
- Chronische Müdigkeit
- Konzentrationsschwierigkeiten
- Neigung zu Unterzuckerung
- Verlangen nach Süssigkeiten
- Heisshungerattacken
- Augenprobleme: Flimmern, Nebelsehen
- Kopfschmerzen
- Schwitzen, Frösteln
- Feines Zittern
- Ängste und Traurigkeit
- ADHS (zappelige Kinder und Jugendliche)
- Nervosität, Aggressivität, Reizbarkeit, Stimmungsschwankungen
- Innere Unruhe bis zur Depression und zum Burn-out

Probleme mit Haut, Schleimhaut und Darm
- Darmdysbiose (Darmmilieustörung: Verstopfung, Durchfall, Koliken und so weiter)
- Vaginitis = Scheidenentzündung,
  Balanitis = Entzündung der Eichel
- Prostataprobleme (Entzündungen, Impotenz)
- Blasenentzündungen mit Brennen beim Urinieren
- Analreizungen, Schleim im Stuhl, Analjucken
- Darmentzündungen (dadurch Vitamin-Mineralien- und Spurenelementmangel)
- Früchte-Unverträglichkeit
- Blähungen (vorgewölbter Bauch) und Flatulenz (Wind)
- Oberbauchschmerzen
- Mundwinkelentzündungen und Einrisse (Rhagaden)
- Entzündung des Zahnhalteapparates (Parodontitis)
- Hautjucken, Schuppenflechte (Psoriasis), Ekzeme, Allergien
- Fusspilze und Nagelpilze
- Häufige und wiederkehrende Erkältungen im Ohren-Nasen-Hals-Bereich

Bewegungsapparat und andere Organe

- Gelenkschmerzen bis Arthritis (Gelenkentzündungen)
- Magenschmerzen, Sodbrennen, Aufstossen, Mundgeruch
- Fibromyalgie (Muskelschmerzen)
- Asthma, Atemnot
- Heuschnupfen
- Herzbeschwerden

Unbehandelt können diese Symptome zu Spätfolgen führen. (Schlafstörungen, Depressionen, entzündliche Gelenkschmerzen, Immunschwäche, Multiple Sklerose, Parkinson, Alzheimer, Aids, Osteoporose, Arthrose, Tumorneigung und so weiter.)

Der optimale Weg in die Heilung:
In erster Linie wird eine Frequenzbehandlung angeboten. Hierin erkennt der Heiler oder die Heilerin, ob die Pilzwerte zu hoch sind und kann diese meist primär durch die Frequenzarbeit durch eine Behandlung reduzieren. Dies bedingt jedoch ausserdem eine zusätzliche Ernährungsumstellung, um die Werte im Normalbereich zu halten. Jeder Mensch hat Candida in Spuren in sich. Das saure Milieu lässt den Candida ausbreiten.

Viele Klienten leiden unter einigen von diesen Beschwerden, weil sie sich nebst der falschen Ernährung, durch eine ungenügende Wasserzufuhr übersäuern und verschlacken. (Es sollte pro 25 kg Körpergewicht ein Liter stilles Wasser pro Tag getrunken werden, also bei einem 75 kg schweren Menschen sollten mindestens drei Liter Wasser getrunken werden.) Dadurch werden Säuren und Schlacken besser abtransportiert und der Stoffwechsel wird angekurbelt. Ebenso wird das Hormonsystem, (welches bei ungenügender Wasserzufuhr zu Entgleisungen im Gefühlsbereich führen kann) zum grössten Teil wieder in Harmonie gebracht. Optimal dazu, das Wasser trinken aus der informierten Neptun Flasche, welche wie die «Apotheke Gottes» wirkt. Die Wirkung ist individuell, bei jedem Menschen verschieden.

Wer unter einem erhöhten Candida-Wert leidet, meide konsequent für **8-12 Wochen Hefe, tierische Fette und Zucker.** Ebenso beachte man die Ausleitung von Schwermetallen aus dem Körper. (empfehlenswert mit dem von Attilio Ferrara informierten, individuell wirksamen «La Purezza» = SiO2-Zeolith). Ebenso wird empfohlen, sich an eine bewusste Ernährung zu halten. Mehr Informationen werden im Band 3 veröffentlicht, «Erwache durch AUNDA *healing*, Rein sein». Ausserdem hilfreich ist Attilios Frequenzprodukt, die Pluto Flasche, welche den Pilzgehalt im Verdauungstrakt senkt.

Man stärke das eigene Immunsystem durch eine gesunde, ausgewogene Ernährung und achte auf eine intakte Darmflora. Nach der erfolgreichen Behandlung der Candidiasis, ist das Immunsystem wieder gestärkt, ein neues Bewusstsein in Sachen Ernährung stellt sich meist bleibend ein und die zuvor aufgetretenen Symptome sind verschwunden. Dadurch erhält man neue Lebensenergie und man fühlt sich ausgeglichen und leistungsfähig.

Bei weiteren Fragen oder detaillierten Empfehlungen wenden Sie sich an den nächsten Heiler oder die nächste Heilerin nach Attilio Ferrara.

Persönliche Schüler-Berichte

Marianne Winklmann, Hamburg

Wie beginnt man eine Geschichte, die einen auswringt wie ein feuchter Lappen und doch so fantastisch ist, dass sie einem Märchen gleicht? Erst mal danke ich dem Leben, das solche Möglichkeiten bietet und allen, die mir begegnet sind und begegnen und dazu beitragen, besonders Attilio Ferrara.

Ich bin 1960 in München geboren und dort aufgewachsen, in Hamburg lebe ich seit 1991. Als ich lesen konnte, liebte ich meine grosse Kinderbibel, sie war für mich sehr abenteuerlich geschrieben, und «Sieben Jahre in Tibet» von Heinrich Harrer, mit Unterschrift, Grossmutti war schliesslich Hochalpinistin. Ich lebte in diesen Büchern, spürte den Wind, der durch die Gebetsfähnchen strich, spielte mit den Kindern auf den Dächern von Tibet. In dem anderen Buch war ich enttäuscht, dass man Jesus nie erkannte – ich war mir sicher: das wäre mir nicht passiert. Mit zwanzig bin ich aus der Kirche ausgetreten, ich war katholisch – so viel dazu.

Im Jahr 98 war meine Lebenssituation sehr geregelt: ich lebte mit meinen Söhnen Jan (elf Jahre) und Tim (vier Jahre) und meinem Lebenspartner und Vater des jüngeren Sohnes (und einer entzückenden Hündin, Jessy) in einem Haus aus den 50er Jahren in Hamburgs «grünem Gürtel» im Norden der Stadt, dem Alstertal. Zwei Nachmittage arbeitete ich als Masseurin in einer Praxis und hatte auch einige Behandlungen zu Hause in einem extra dafür ausgebauten Raum im Souterrain. Meinen Beruf liebte ich, deshalb war ich immer tätig und fand es spannend, dass sich Erinnerungen der Klienten im Körper wieder fanden und wie die Arbeit damit möglich war, ohne zu ermüden. Als Mutter und Partnerin war ich ebenso gut ausgelastet. Im Sommer diesen Jahres – ich war gerade dabei, Tim aus dem Kindergarten abzuholen. Da hörte ich eine Stimme in mir: «Gib der Frau mit dem Kokosgeruch Massagen». Ich war irritiert: Jemanden, den ich nicht mal kannte sozusagen im Auftrag Massagen zu geben, das hatte ich noch nicht erlebt! Ich hatte wirklich genug zu tun, befand ich, aber das war schon speziell.

Die Aufforderung kam direkt aus meinem Herzen- und weil es so war, beschloss ich ihr zu folgen. Ich machte mich daran, diese Frau ausfindig zu machen.

Es war einfach: sie war die Mutter der Spielkameraden meines Jüngsten. Welch Verwunderung! Den Vater kannte ich von Aktivitäten im Elternrat, in dem ich auch war und er brachte die Kinder, weil seine Frau wegen einer Erkrankung lange in der Klinik war. Das war auch der Grund, weshalb ich sie noch nicht gesehen hatte und die Kinder öfter mal zu uns mit nach Hause kamen und bei uns spielten. Die Kinder verstanden sich prächtig.

Ich sprach die Mutter an, erklärte die Situation und gab Bedenkzeit für ihre Antwort. Sie willigte jedoch gleich verdutzt ein. Ihr Name war Ulli. Bereits nach der zweiten Behandlung erzählte sie mir von Attilio und wie überrascht sie war, dass ich dieselben Worte verwendet hätte wie er: «Massagen würden dir gut tun!»

Sie erzählte, dass sie Lungenkrebs im Endstadium hatte, schon ihr Testament schreiben sollte und durch eine Vision die Klinik verlassen habe. Sie war zu ihm gekommen, und er habe sie geheilt. Er habe ihr Lichtringe in die halbe Restlunge gesetzt, die konnte man sogar auf dem Röntgenbild sehen. Nun sei sie wieder gesund. Sie war so begeistert und fand, ich solle doch auch hingehen.

Ich fühlte mich gedrängt und verweigerte ein Treffen mit den Worten «Ich bin nicht krank und ich habe den Impuls nicht. Wenn es soweit ist, werde ich es schon selber merken!» Was ich merkte war einfach: ich hatte Schiss!

«Wenn ich da hingehe, bleibt kein Stein mehr auf dem anderen!», das fühlte ich. Es dauerte auch noch eine Weile, fast ein Jahr. Den Kontakt mit Ulli reduzierte ich als Vorsichtsmassnahme. Heute schmunzle ich darüber: mich so ein wenig «dumm anstellen», das ist doch prima – schliesslich hab ich ja genug zu tun - das ist doch einfach menschlich.

Im Mai 99, am Muttertag, waren meine Familie und ich an der Ostsee übers Wochenende. Gegen späten Vormittag hatte ich im Brustbereich am Herzen eine seltsame Erscheinung die nur ich wahrnahm: ein rundes, hellblaues Fenster mit etwa 15 cm Durchmesser drehte sich da und fühlte sich sonderbar angenehm an.

Ich hatte nichts über Chakras gelesen, obwohl mir immer wieder Freunde auf dem Weg alles Mögliche zu Lesen geben wollten und sie es gut mit mir meinten, weil ich so auf sie wirkte, als solle ich so etwas wissen. Ich habe meist abgelehnt, ich wollte kein theoretisches Wissen, ich wollte «erfahren». Und so war mein Weg nicht beeinflusst von Theorie, und ich habe erfahren.

Mit dem hellblauen Fenster am Herzen fühlte ich mich etwas ratlos und wollte mit jemandem darüber sprechen. Da fiel mir Ulli wieder ein. Wir hatten solche Themen ja etwas reduziert, damit ich nicht ganz verschreckt würde....

Als ich ihr von dem blauen Fenster erzählte, fragte sie nur, seit wann das so wäre. Sie verwies nochmal auf Attilio, er hätte mit den Herz-Chakras in Hamburg gearbeitet, und es hätte mich also auch erreicht – ob ich nun doch hingehen wollte? Ich merkte, es war an der Zeit!

Einige Tage später hatte ich einen Termin bei ihm und ich war nochmal erstaunt, als ich seine Augen erkannte. Ich kannte sie aus einem wichtigen Traum vor vielen Jahren, als ich auf der Suche nach meinem spirituellen Lehrer war.

Ab diesem Augenblick war mir klar: ich wollte seine Schülerin sein.

Jetzt wurde auch sichtbar, warum ich Angst hatte:
Ich erzählte meinem Partner von meiner Begegnung. Dieser Entwicklung hielt die Partnerschaft nicht stand. Als Mutter von zwei Kindern hatte ich eine grundlegende Entscheidung zu treffen: echt und ehrlich der spirituellen Aufforderung zu folgen oder sie zu leugnen. Da waren Situationen wie bei einer Inquisition. Ich hätte nie genug und ich wäre schliesslich nicht krank, was ich da denn wolle? Ja, man ging zum Besprechen. Ich höre noch meine Stimme laut werden: «Ja muss ich denn erst krank werden, um zu begreifen?» Ob sie denn nicht WISSEN wollten? So neugierig waren sie nicht.

Meine Familie war weit weg in München, meine Mutter in der Demenz – sie hätte es verstanden. Ich schreibe diese Zeilen in Dahab, Sinai, Null-Punkt-Energie, mit Bildern aus früheren Leben und spirituellen Unterweisungen von ihr (meiner Mutter) – ich bin gar nicht der Typ für Vorleben, mir ist dieses Leben genug: es ist ja alles vorhanden.

2000 habe ich mich von meinem Partner getrennt. Es blieb tatsächlich kein Stein mehr auf dem anderen. Doch es blieb eine Konstante: mit dem Herzen zu wissen und darauf zu vertrauen. Das war nun ganz deutlich mein Navigator geworden. Als Attilio Hamburg verliess, habe ich mich auf eine buddhistische Schulung eingelassen: ich bin seit zehn Jahren in der mündlichen Übertragungslinie des tibetischen Diamantweg. Man zählt diesen Weg zum Laienbuddhismus, sie ist keine klösterliche Linie und vertreten von Ole Nydahl. Dort findet man lebensfrohe Leute, die auch gerne feiern, keine «vergeistigten Heilige», es gibt weltweit 600 Zentren. Ich habe in dieser Zeit sehr viel gelernt und erfahren. Gaben wie Hellsichtigkeit sehe ich seitdem neutral, normal, sie sagen wenig aus über die Reinheit des Herzens und seinem Leuchten auf dem Weg. In dieser Schulung habe ich gelernt, meine Hausaufgaben zu machen, auf Reisen Bett und Zelt zu teilen mit Hunderten und bis zu 6000 Menschen als Höhepunkt tagelang an Veranstaltungen teil zu nehmen. Sie hat mir auf solide Weise gezeigt, was es heisst, die «Komfort-Zone» hinter sich zu lassen und mir Standfestigkeit gegeben. Das gab Frieden in Zeiten von Wirren um Attilio. Da gab es doch so manche Frage über die Konzepte, die man so mit sich trägt, die Idee, wie ein so grossartiger Heiler als Mensch zu sein hat. Es war für mich wichtig, die eigene Mitte zu finden und zu wahren.

Schon 2000 war Angela ins Haus eingezogen. Wir waren also schon zwei im Haus ausser den Freundinnen, die diesem Weg offen waren und wie gut, dass wir uns hatten und haben: wir konnten uns gegenseitig bestärken und unsere Erfahrungen austauschen in Zeiten von Herausforderungen und Durststrecken.

Ich hatte grosse Schwierigkeiten mit der «Vermarktung» sowohl der Produkte wie auch der Lehre. Ich brauchte Zeit, um den Nutzen durch die gewonnene Struktur zu sehen und die Hilfe der Produkte zu erkennen.

Konkurrenz und Eifersüchteleien, von denen wir hörten, zeigten/zeigen wieder und wieder die allzu menschlichen Seiten und lassen mich die Hartnäckigkeit von ungelösten Mustern und Verstrickungen sehen. Schnelle Entscheidungen und Oberflächlichkeit geben häufig keine Zeit für Reflektion. Der Satz, «dann hast du halt ein Muster», wenn ich nicht gleich mit etwas klar kam, schien mir eine Legitimation in eigener Sache.

Meine Ecken und Kanten sind mir selbst Qualitäts-Sicherung auf dem Weg geworden.

Ich bin froh darüber und dankbar. Mein Vertrauen auf die geistigen Werkzeuge ist sehr gross. Es ist bestimmt durch die Erfahrung, die ich immer wieder machen durfte:

Über den Weg des Herzens in mein geistiges zu Hause zu gelangen. Das ist für mich die eigentliche Heimat. Ich erinnere mich, was Attilio machte, bevor er Hamburg verliess und ich ihm von der neuen buddhistischen Gemeinschaft, zu der ich gelangt war, erzählte.

Er sagte nur «Schau mal» und nahm mich wortlos mit auf eine Reise in seinen Tempel. Er sagte mir danach, dass er mich mit zu seinem geistigen Zuhause genommen habe. Ich hatte alles gespürt und auch einen kleinen Teil gesehen. Und ich erinnerte mich, dass ich diese Heimat kannte. Wenn ich die gleiche Heimat habe, bin ich auf gewisse Weise verwandt, habe denselben Ursprung, bin ich gespeist aus derselben Quelle.

Diese Erkenntnis bringt Geduld ins Leben und ich habe sie nach Möglichkeit kultiviert.

Durch die bewusste Entscheidung, mich an der Quelle zu orientieren, hat sich mein Leben entsprechend verändert. Zuvor habe ich auch auf mein Herz gehört, das war jedoch nicht so kraftvoll. Durch die verschiedenen Weihen (Frequenzerhöhungen) über die Jahre haben sich Erkenntnis und Erfahrung zusammen gesellt. Attilio bezeichne ich deshalb gerne mit einem Augenzwinkern als meine «spirituelle Hebamme».

Ich habe häufig erlebt, wie stark die Unsicherheit von Menschen ist, ihre spirituelle Wahrheit zu leben. Auch Intoleranz in der Tiefe, die wohl unter anderem aus dem Bedürfnis kommt, das eigene zarte Pflänzchen zu schützen.

So ergibt es natürlich Sinn, in diesem Bewusstsein zu wachsen und denen die Hand zu reichen, die bereit sind, sich zu öffnen. Ich habe gelernt, mehr und mehr bei mir zu bleiben, trotz aller Herausforderungen einer Grossstadt wie Hamburg und ihren Wirren.

Seit über zwölf Jahren gibt es regelmässig (14-tägig) den «Heilkreis am Kornweg», der sich mitentwickelt hat und ein Forum für AUNDA healing geworden ist. Wir können ausprobieren, neugierig sein und uns die Sicherheit holen, die wir für uns brauchen.

Ich bin so ganz natürlich zu einer Lehrerin geworden, durch Anwesend-Sein, Ausdauer und Hinschauen. Im Mai dieses Jahres habe ich die Lehre 5 empfangen.

Meine Lebenssituation hat sich entspannt und die anderer auch. Wir dürfen teilhaben an der Entwicklung derer, die dabei geblieben sind und ich habe bemerkt, dass ganz leise schon so manche Berge versetzt worden sind und freue mich darüber.

Wie geschieht so etwas, wenn wir nicht beginnen?
Es geschieht, wenn ich beginne.

Heute kann ich auf eine gute Lehrzeit zurückblicken. Im Zwiebel-Prinzip gibt es wieder und wieder Themen, sie werden tiefer, dafür weniger.

Vertrauen und Annahme lassen scheinbar aufregende Zeiten langsamer schwingen.

Die Lehre ist Bestandteil meines Lebens geworden und deshalb gebe ich sie gerne weiter.

Ich nehme die Verantwortung an, die damit verbunden ist und erkenne die Kostbarkeit jedes Einzelnen, der für dieses wunderbare Geschenk Interesse zeigt und möglicherweise eine Frequenzerhöhung annehmen kann.

Es gibt in Hamburg inzwischen drei Schüler mit Lehre 5 (Stand November 2012) und es wächst die Zahl derer, die die Lehre annehmen. Ich bin mit ihnen verbunden und erlebe die Entwicklung mit.

Von mir wird weiter gegeben:
- zur Zeit Lehre 1-3
- Lehre der Regenbogenfarben
- Lehre der Heiligen Geometrie
- Erzengel Omega

Des Weiteren habe ich bereits folgende Frequenzerhöhungen erhalten:
- Wasseradern verändern
- Von der Sternzeichenlehre habe ich meine Sternzeichen vor kurzem im Sinai erhalten: Wassermann und Löwe
- Stimmfrequenz bis 450 000 BE
- Himmlische Affirmation
- Heilkraftverdopplung 1
- Zauberring I und II

Ich biete an:
Heilkreis mit Zauberring II:
Montags (14-tägig) 20:00 Uhr. Die Tür ist ab 19:30 Uhr offen, eine Anmeldung ist nicht erforderlich.
Seminare mit verschiedenen Meditations-Themen und Weihen (Frequenzerhöhungen): nach Absprache, 1-2 Mal monatlich.

Wir sind nach Möglichkeit als «Kornweg-Team, Angela & Marianne» tätig und unterstützen uns. Auch mit Jürgen (Moser) sind wir gut im Austausch.

Noch finden die Treffen bei mir privat statt. Regelmässig sind wir etwa 10 bis 15 Teilnehmer im Heilkreis
Informationen erteilt sehr gern:

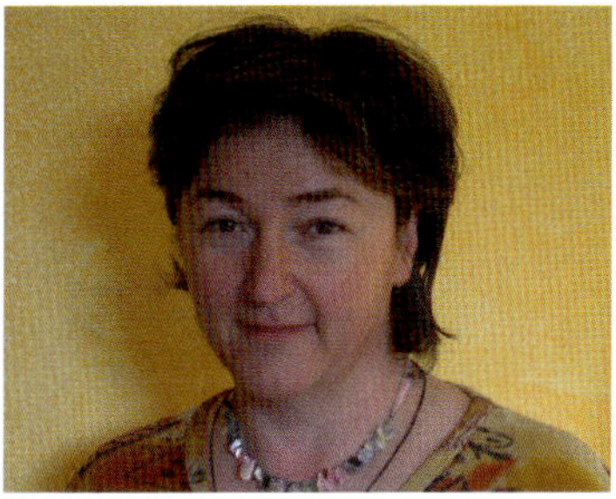

Marianne Winklmann
Kornweg 9
22337 Hamburg
Tel: 040 59 06 14
mwinklmann@gmx.de

Bisherige Angebote:
AUNDA *healing*
AUNDA *healing* Lehre 1
AUNDA *healing* Lehre 2
AUNDA *healing* Lehre 3

Lehre der Regenbogenfarben

Lehre der Heiligen Geometrie

Erzengel Alpha & Omega

Heilkreis in Hamburg

AUNDA *healing*

Angela, Hamburg
Ich lernte Attilio im Februar 1998 bei meinem Reiki-Lehrer kennen. Er war dort als Gastredner eingeladen. Er erzählte uns von seinen Erfahrungen mit Frequenzarbeit und liess uns diese Frequenz auch spüren. Ich merkte schon längere Zeit, dass ich im Grunde nach etwas anderem suchte und so hatte ich das grosse Glück, dass Attilio sich ab Oktober 1998 bereit erklärte, eine zweite Gruppe von Schülern an seinem Wissen teilhaben zu lassen.

Wenn ich mich an diese Zeit erinnere, muss ich immer schmunzeln. Ein kleines Haus lag am Ende eines Grundstücks. Um in Attilios Zimmer zu gelangen, kletterten wir über eine Ziehleiter nach oben. Attilio sass immer schon auf der Matratze, die am Boden lag und wenn wir so, mit elf Leuten dort einfielen, war es oben kuschelig eng und gemütlich. Wir sassen zusammen und erzählten was uns beschäftigte, was wir wahrnahmen, wie das Arbeiten mit dieser wunderbaren Frequenz sich in unseren Alltag integrierte.

Manchmal war ich traurig, wenn die anderen ihre grossen Aha-Erlebnisse hatten, denn ich spürte eher selten etwas, vom Sehen ganz zu schweigen, doch ich habe nie aufgegeben und tief in meinem Innersten wusste ich immer, hier bin ich richtig!

Erst viele Jahre später konnte ich für mich annehmen, dass ich eher über mein Herz wahrnehme. Und wenn ich wieder einmal leicht verzweifelt vor Attilio sass, schaute er mich an, lächelte und sagte: «die Letzten werden die Ersten sein».

Attilio erzählte uns von seinen Informationen, die er erhielt und von den Erfahrungen, die er machte. Wir trafen uns zirka acht Mal im Jahr. Wir erlebten die Anfänge, den Beginn der Lehre 1, wie Attilio die fünf Symbole empfing und waren dabei, als sich die Lehre 2 entwickelte. Es war eine Zeit voller schöner Erinnerungen.

Schon damals stellte sich Attilio in den Dienst der Sache. Seine Heilerfolge sprachen für sich selbst.

Zu dieser Zeit arbeitete Attilio noch in Vollzeit auf der Werft und so gab er den grössten Teil seiner Freizeit her, um möglichst vielen zu helfen. Das Telefon stand nie still und je bekannter er wurde, desto mehr Hilfesuchende kamen auch zu ihm direkt nach Hause. Das war damals sicherlich auch für seine Frau eine grosse Herausforderung, denn Privatleben wurde für beide immer kleiner geschrieben.

Zwei Erlebnisse mit der Heilfrequenz durfte ich schon damals persönlich erleben. 1999 hatte ich beim Laufen und Treppensteigen grosse Schmerzen im linken Fuss. Ich liess den Fuss röntgen und es stellte sich heraus, dass der Mittelfussknochen des grossen Zehs sich längsseitig gespalten hatte und zwar so weit, dass sich nach Auskunft des Arztes, der Spalt nicht von selbst schliessen würde und ich um eine Operation früher oder später nicht herum käme. Ich bat Attilio um Hilfe. Er behandelte den Knochen insgesamt drei Mal und im Laufe von wenigen Monaten war ich komplett schmerzfrei.

Im anderen Fall war ich 2001 beruflich in München und lag seit Montagabend mit hohem Fieber und Schwindel im Hotel. Ich schaffte es noch nicht einmal ohne Schwindel in den Frühstücksraum des Hotels. Bis Mittwochabend gab es kaum Besserung und ich hatte keine Ahnung wie ich Donnerstag in den Bus zum Flughafen und in den Flieger nach Hamburg steigen sollte. Ich rief Attilio an und diesen Energieschub spürte ich in jeder Zelle, ich, die doch sonst nichts mit bekam. Ich schlief bis zum anderen Morgen durch, kam gut in den Frühstücksraum und landete Donnerstag Abend in Hamburg.

1999 kam Marianne in unsere Gruppe. Wir sassen meistens nebeneinander und es entwickelte sich eine wunderbare Freundschaft zwischen uns. Ich war schon länger auf der Suche nach einer neuen Wohnung. Umso mehr freute ich mich, als Marianne mir die untere Wohnung in ihrem Haus zur Miete anbot und so zog ich im Oktober 2000 dort ein. Es ist schon toll jemanden in der Nähe zu haben, mit dem man sich austauschen kann und so sitzen wir oft wie ein altes Ehepaar am Gartenhäuschen auf der Bank und unterhalten uns.

2001 eröffnete Marianne einen Heilkreis, der seitdem regelmässig stattfindet. 2001 löste sich auch unsere Gruppe auf, weil viele Schüler nachrückten. Es war eine unvergessliche Zeit mit Attilio, sehr freundschaftlich und sehr familiär. Ich trage diese Zeit tief in meinem Herzen.

2004 pendelte Attilio zwischen Italien und der Schweiz hin und her. In dieser Zeit ging der persönliche Kontakt zu Attilio vorerst verloren. Was ich über ihn hörte, über Meinungsverschiedenheiten in der Schweiz, was ich später im Internet über Attilio las, die neuen Lehren, die ganzen Produkte, mit all dem konnte ich nur schwer umgehen, das machte mir doch zu schaffen, das war nicht der Attilio, den ich kannte.

Durch die Partnerin von Attilio erfuhren wir 2006 auch von Josef, der einen Stand auf der Lebensfreudemesse hatte. Josef war mir mit seiner ganzen Art sofort sympathisch und ich kaufte mir meine erste blaue Neptun Flasche. So merkwürdig es mir am Anfang vorkam, inzwischen weiss ich einige der Produkte als Hilfsmittel sehr zu schätzen.

2008 erzählte Josef uns von einem Seminar mit Attilio in Waldmünchen. Wenn ich auch nicht immer die grosse «Spürmaus» bin, auf mein Herzgefühl kann ich mich verlassen. Also horchte in mich hinein und da war es immer noch, dieses warme Gefühl im Herzen und so stand für mich fest, ich fahre nach Waldmünchen und mache mir nach Jahren mein eigenes Bild. Die Reise hat sich mehr als gelohnt.

Damals wie heute nehme ich Attilio als sehr bescheiden wahr, im positivsten Sinn des Wortes. Er weiss, was er kann, und er weiss, welche Kraft seine Lehren in sich tragen, aber er macht kein Aufhebens davon und das zeichnet ihn aus. Seine klaren und unmissverständlichen Worte sind: «Ich bin ein Botschafter».

Die AUNDA Heilfrequenz ist etwas ganz Besonderes. Sie ist einfach in der Handhabung und macht mich unabhängig von einer anderen Person. Ich kann mir selbst helfen, und das ist ein Geschenk. Dabei vergesse ich nicht, wie viel Vertrauen mir von Attilio entgegen gebracht wird, dass ich mit diesen hohen Frequenzen arbeiten darf. Ich bin mir bewusst, dass ich damit hohe Verantwortung für mich selbst und andere übernehme, achtsam mit diesen Frequenzen umzugehen.

Die Lehre 1 war für mich das Handwerkszeug, mich selbst unterstützen zu können. Die Lehre 2 ermöglicht mir, die Lehre 1 an andere weiterzugeben. Ab der Lehre 3 fanden andere Prozesse statt. Je höher und feiner die Frequenzen wurden, desto mehr brachten sie Themen in meinem Innersten nach oben, die noch angeschaut werden wollten. Dies war und ist nicht immer angenehm, aber im Endeffekt immer ein Geschenk, denn ich lerne viel über mich selbst. Ich kann Themen loslassen, weil ich sie mir noch einmal angeschaut habe, und ich entdecke für mich selbst, dass ich in manchen Situationen vor Jahren noch anders reagiert hätte, als ich es heute tue und das freut mich sehr, denn auch hierin erkenne ich meine Entwicklung.

Lieber Attilio, ich danke dir für die Chancen und Möglichkeiten, die du mir durch die Arbeit mit der AUNDA Heilfrequenz eröffnet hast. Mein Leben und meine Denkweise haben sich verändert, mein Horizont hat sich erweitert und dafür empfinde ich tiefe Dankbarkeit.

Jürgen Moser, Hamburg
«Ich, Jürgen Moser, habe meinen Weg gefunden. Darüber freue ich mich - und ich gehe!»

Nachstehend, möchte ich Ihnen, liebe Leserin, lieber Leser, von meinem Weg, meinen Erfahrungen mit AUNDA *healing,* den Veränderungen in meinem Leben und in meinem Selbstverständnis berichten. Ich wünsche Ihnen ein nachwirkendes Leseerlebnis.

Ich lerne Attilio Ferrara kennen
Ich bin vielleicht drei oder vier Jahre alt und habe bereits Kontakt zu Glaubensfragen. Das klingt ungewöhnlich, ist aber so. Allerdings ist der Glaube von aussen auf mich zu gekommen und nicht aus mir heraus. Das mag der Altersgruppe entsprechen.

«Ich verstehe die Worte vom Pfarrer nicht. Warum ist er anders angezogen? Warum stehen plötzlich alle auf?», denke ich. Eines Sonntags soll es wieder in die Kirche gehen. Ich will lieber spielen. Den Streit verliere ich. Aber dieser Streit hat mich für viele Jahre geprägt - Zwang zum Glauben - nichts verstehen - Glaube ohne Freude - Glaube ist doof, bleibt in mir hängen.

Ich bin so Mitte 20 und stelle mir die Frage: «Was ist eigentlich, wenn ich gestorben bin?» Ich kann mir keine logische und nachvollziehbare Antwort geben - andere auch nicht. «Was für eine blöde Frage - !?»

Für mich kommt mit dem Tod das Nichts, ein schwarzes, unendliches Loch. Also doch eine Antwort! Diese Antwort ist mein damaliges Glaubensbekenntnis an das unendliche Nichts. Mir ist damals nicht bewusst, dass ich mir eine Glaubensfrage beantworte. Ich bin unzufrieden mit meiner Antwort. Unzufrieden mit meinem Glauben - dem unendlichen Nichts!

Es wird noch rund 15 Jahre dauern und die mütterliche Sorge empfiehlt mir, zu Attilio Ferrara zu gehen. Er sei Heiler und könne mich behandeln. Wir beide wohnen in Hamburg. Am 04.10.2001 lerne ich ihn kennen. Wir reden einige Minuten, dann behandelt er mich auf seine, mir unbekannte Weise. Dann sagt er: «Werde ruhiger und gelassener, dann wird es dir besser gehen!» Noch im gleichen Monat spüre ich Heilung und - das ist wichtig - reduziere meine Medizin bis schliesslich auf Null - loslassen - ! «Ich bin geheilt!»

Eine neue Welt

Der 04.10.2001 verändert mein Leben, wie nichts anderes zuvor. Ich gehe nun häufig zu Attilio Ferrara und stelle ihm Fragen über Fragen, die er genau passend für mich beantwortet. Ich werde im März 2002 sein Schüler. Eine neue Welt steht jetzt vor meiner Lebenstür. Ich öffne sie mit Neugier und Schwung. Engel, Licht, Klangschalen, Chakra, Energie, Farben, Frequenzen, Sternzeichen, Horoskope, Muster ... Begriffe, die in mein Leben treten.

«Höre auf Dein Herz! Öffne Dein Herz! Spreche durch dein Herz! Gehe in Deine Mitte», wird mir gesagt. Was will man von mir? Wovon sprechen die anderen? Mein Herz ist in meinem Brustkorb und pumpt - öffnen, hören, sprechen, Mitte - Ich verstehe sie einfach nicht - und brauche lange, um für mich zu verstehen, dass mein Herzchakra gemeint ist. Niemand erzählt es mir, kann es mir vermitteln.

Es findet Veränderung in und mit mir statt, langsam, aber stetig. «Wie soll ich meine Veränderung bemerken, wenn sie so langsam ist?» Die vielen kleinen Entwicklungsschritte ergänzen sich und ich erlebe mich auf eine mir unbekannten Weise. Ich bin auf einer Motorradfahrer-Veranstaltung. In einer Show sehe ich, wie ein Fahrer stürzt. Und plötzlich spüre ich tief in mir etwas. Etwas, was hochkommen will und kommt. Es macht es einfach so. Ich habe keine Chance dagegenzuhalten. Zwischen den harten Männern stehe ich und muss weinen. Tränen kullern aus meinen Augen. Weinen - das ist neu für mich - und dann noch an diesem Ort. Ich spüre das Ergebnis meiner langsamen Veränderung.

Fragen über Fragen über Fragen stellen sich mir:
- Wer ist Attilio?
- Was bin ich?
- Warum bin ich?
- Was ist das, die Geistige Welt?
- Was ist eigentlich, wenn ich sterbe?
- Sind wir verkörperte Geister?
- Denke ich oder mein Geist?
- Lerne ich oder mein Geist?
- Was ist mein Geist?
- Woher kommen meine Intuitionen?

Suche nach Wahrheit
Fragen über Fragen - deren Antworten ich suche. Mit jeder Antwort kommen neue Fragen dazu. Ich bin auf der Suche nach der Wahrheit. Es ist vielleicht zwei Jahre her.

«Jürgen, du hast doch die materielle Welt noch nicht in ihrer Vielfalt verstanden. Jetzt willst du noch eine Welt - die geistige Welt – verstehen. Was für eine Aufgabe!»

«Ich suche die Wahrheit!» «Wenn Du die Wahrheit gefunden hast, woher weisst du, dass sie es wirklich ist? Wie vermittelst du anderen die Wahrheit? Du kannst die Wahrheit nicht beweisen. Sei dir gewiss, die anderen glauben dir oder glauben dir nicht. Von Menschen verstandene Wahrheit bleibt eine Glaubensfrage, auch deine eigene Wahrheit für dich!»

Die Suche nach der Wahrheit lohnt sich nicht - ! Richtig gedacht, liebe Leserin, lieber Leser, ich habe noch Fragen. Aber es sind weniger geworden. Und die Zeit, die ich bisher für Wahrheitssuche verbrauchte, nutze ich lieber für aktives spirituelles Sein und Tun. Das ist gut für mich und andere.

Erst ich, dann andere
Im letzten Satz nenne ich mich vor den anderen. Das ist nicht unhöflich oder egoistisch gemeint, sondern bewusst. Als Attilio Ferrara noch in Hamburg war, sagte er nach meinem Verständnis zu mir: «Wenn es dir gut geht, dann geht es auch deiner Familie besser.» Ich kenne viele Menschen, die helfen lieber anderen, als sich selbst. Ich war da nicht anders und habe dieses Muster - Helfen wollen - losgelassen und helfe jetzt, wenn die anderen Hilfe bei mir suchen, und es für mich die richtige Zeit ist. Wenn es mir gut geht, dann habe ich Kraft für andere übrig, schaue fröhlicher in meine Umwelt und meine Umwelt entsprechend zurück. So ist das. Später entdecke ich im Lehrbuch den nachfolgenden Satz:

«Die Ermahnung Attilio Ferraras ist deshalb ernst zu nehmen: Tut mehr für Euch selbst.»

Was kann ich für mich tun, damit es mir besser geht?
Ich habe eine mir wichtige Frage, die ich mir häufig stelle, auch wenn es mir gut geht.

«Was kann ich tun, damit es mir besser geht?» Diese Frage führt mich zu mir selbst. Sie enthält die Aufforderung an mich, etwas aktiv für mich zu tun. Also nicht darauf zu warten, dass andere etwas für mich machen. Liebe Leserin, lieber Leser, fragen Sie sich:

«Wann hat jemand von sich aus und bedingungslos etwas für Sie getan?»

Es gibt vieles, was ich für mich tun kann und auch gelernt habe. Nachstehend schreibe ich nur einige Beispiele auf. Sie gelten sicher nicht nur für mich.

- Mich mit der wirkungsvollen AUNDA Heilfrequenz behandeln. Das tut meinem Körper, meiner Seele und meinem Geist gut.

- Einfach zwischendurch eine Elementalbefreiung durchführen, wenn mir danach ist.
- Eine stille Meditation hilft mir zur inneren Ruhe zu kommen.
- Wenn ich etwas will, dann will ich danach handeln. So unterstütze ich meine Wünsche und Vorstellungen. Dazu brauche ich manchmal Mut.
- Wenn ich helfen möchte, habe ich auch Zeit und Kraft dafür, ansonsten werde ich selber hilfebedürftig.
- Um Stress und inneren Druck abzubauen, stelle ich mir die Frage: «Was passiert, wenn ich das jetzt nicht mache?» Meine Erfahrungen mit dieser Frage führen mich in den allermeisten Situationen zur Antwort: «Nichts!» Das gilt für die Freizeit, für private Verpflichtungen und den Beruf gleichermassen. So gewinne ich Ruhe und Zeit.
- Der Erzengel Alpha ist ein guter Begleiter und beantwortet meine Fragen, meine Hilfebitten werden erhört – einfach wunderbar - ihn zum Beispiel im Schlafzimmer zu wissen.
- Ich darf göttliche Symbole erstellen, zum Beispiel Sonne, Mond, Zauberring 1. Ich nutze diese wundervollen Symbole auch für mich alleine. Sie unterstützen mich und darüber freue ich mich.

Muster loslassen

Und noch eines ist mir wichtig, Muster - genau genommen Verhaltensmuster. Sie sind ein Gegenstand dieser nachhaltigen Lehre. Sie sind in mir - an jedem Tag - in jeder Stunde - in jeder Minute - und lösen bei mir Verhalten aus. Beeindruckend ist, dass es Verhalten ist, das ich häufig gar nicht will. Ich beobachte in mir, wie sich tief in meinem Inneren etwas aufbaut. Es drängt förmlich nach oben. Es will heraus und es schafft es – ohne mich zu fragen - Muster können das eigene Verhalten beherrschen.

In der Lehre 3 beginne ich mich intensiv mit Mustern zu beschäftigen und erkenne, dass Muster unbewusstes Verhalten sind, die Auslöser haben und mit unterschiedlicher Intensität, aber «automatisch», ablaufen wollen.

«Ich möchte doch bewusst werden und mein Verhalten nicht irgendwelchen Mustern überlassen!»
Es reicht nicht, dass ich das will, sondern ich bin gut beraten, mein konkretes Verhalten im Alltag danach auszurichten. Dann bin ich, nach meinem Verständnis, auf dem Weg zu den Mustern in mir. So hinterfrage ich mich:

- Warum habe ich mich in dieser Situation so verhalten?
- Warum habe ich emotional reagiert?
- Will ich so sein?
- Was stört mich?
- Ist das schon einmal/mehrmals mit mir passiert?

Im Lehrbuch kann dazu nachgelesen werden. Aufbauend auf diesen Informationen entwickle ich einen guten Zugang zu meinen inneren Themen. Bildhaft gesprochen nehme ich mir eine Taschenlampe und leuchte in meinen «Keller». Mit jeder Frequenzerhöhung wird die Taschenlampe heller und leuchtet breiter und weiter. Zugegeben, ich nehme sie häufig bewusst in die Hand und suche in mir nach Mustern und Emotionen, die ich nicht haben möchte. «Alles braucht seine Zeit der Verarbeitung, alles hat seine Zeit zur Verarbeitung.»

Ich bemerke zunächst nichts von meinem sich steigernden Stimmungstief. So wie das mit kleinen Veränderungen eben ist. Mir geht es einfach nicht mehr so gut, auch mein Körper zeigt mir das. Als ich mir dessen klar werde, tritt wieder die Frage in mein Leben:

«Was kann ich tun, damit es mir besser geht?»

Ich beginne wieder mich zu hinterfragen und erkenne, dass sich ein Muster in mir auslebt. Habe ich vielleicht in zu kurzer Zeit zu viele Frequenzerhöhungen angenommen?

«Mit meinen Frequenzen umgehen zu können ist kein Spiel.» ist im Lehrbuch nachzulesen. Der Satz von Attilio Ferrara ist allgemein und betrifft auch die Muster, die im Laufe der Lehre immer klarer beleuchtet werden und zum Vorschein kommen; so, mein Verständnis.

Ich könnte Attilio Ferrara bitten, mir Frequenzerhöhungen zu nehmen. Ein Anruf und fertig. Das mache ich nicht, sondern suche und identifiziere ein Muster, das auf seine Art und Weise meine Energie raubt. Das Bearbeiten und Loslassen von Mustern ist ein wichtiger Gegenstand der Lehre. Was mir über Wochen meine Energie nahm, lasse ich los. Es dauert nur wenige Tage und mein Energiehaushalt erholt sich auf den gewohnten Stand.

Liebe Leserin, lieber Leser, das Annehmen und Vertrauen in AUNDA *healing* - sowie zu sich selbst - eröffnen ein fast unglaubliches Potential. Dieses kraftvolle Potential liegt in uns verborgen und will heraus - Es will heraus, um uns unser Potential zu zeigen, dass wir daran wachsen! «Wir SchülerInnen sind in der Lage uns alleine, am eigenen Schopf aus dem Sumpf zu ziehen. So ist das.»

Und ich weiss das jetzt. Und dieses Wissen bestärkt mich in meinem Glauben an die Lehre und in meinem Glauben an mich selbst. Und zusammen sind wir «doppelt» stark.

Ich habe im Laufe der Zeit gelernt, dass es gut ist zu sich und in sich zu schauen.

Ja - es ist auch anstrengend, mir selbstkritische Fragen ehrlich zu beantworten. Wenn ich Muster loslasse, erlebe ich, wie es mir danach geht. Und danach fühle ich mich besser, erleichtert und ich habe Platz in mir für Licht geschaffen. Licht, das mich von nun an - anstelle des Musters - begleiten wird. Liebe Leserin, lieber Leser, ist das nicht wunderbar?

Meinen Körper gut behandeln
Ich habe eine Intuition: «Liebst du deinen Körper?» Ich antworte gedanklich: «Ja.» «Warum zerkratzt du ihn? Damit

machst du ihn doch kaputt.» wird erwidert. Ich stelle mir die Frage: «Wie gehe ich mit einem Menschen um, den ich liebe?» Ist doch ganz klar, stelle ich fest:

- Ich achte darauf, dass es ihm gut geht.
- Ich umsorge ihn.
- Ich bin zuvorkommend und vorausschauend.
- Ich halte Schaden fern.

Und das alles mit einer hohen Aufmerksamkeit. Jeder Frischverliebte kennt das. Dann stellen sich mir weitere Fragen

- Gehe ich denn, wie oben beschrieben, mit meinem Körper um?
- Was möchte mein Körper eigentlich?
- Was braucht mein Körper eigentlich?
- Bin ich etwa (mit)schuld, wenn mein Körper sich nicht wohl fühlt?

Schon wieder so schwere Fragen. Irgendwann verstehe ich, dass ich meinen Körper «verwalte». Er reagiert nur. Er reagiert nur auf das, was ich ihm gebe. Gebe ich ihm etwas, was er gut findet, geht es ihm auch gut. Gebe ich ihm etwas, was er schlecht findet, fühlt er sich schlecht. Wir kennen das alle - zu viel - zu fettig - zu süss gegessen - zu wenig Schlaf - Alkohol -. Es geht beim Körper nicht nur um das Essen und Trinken. Wenn meine Seele durcheinander ist, dann zeigt mir auch mein Körper Symptome. Muster, sich ärgern -, halt nicht in der Mitte sein, bemerkt auch mein Körper.

«Liebst Du deinen Körper?» Ich weiss nicht, mit wem ich mich in der Intuition unterhalten habe. Ich weiss, diese Stimme meint es gut mit mir. Ich weiss, dieser Dialog hat eine nachhaltige Wirkung in mir - bis heute. Liebe Leserin, lieber Leser: «Lieben Sie Ihren Körper? Wie oft tun Sie Ihrem Körper etwas Gutes?»

Spiritualität im Alltag

Früher lebte ich Spiritualität in Meditationen, im Heilkreis oder

anderen besonderen Situationen. Inzwischen habe ich für mich verstanden:
«Spiritualität ist im Alltag, nicht in der Oase alle zwei Wochen in der Meditationsgruppe.»

Jeder Tag, jede Stunde, jede Minute bin ich, fühle ich und wirke auf mich und andere. Entwicklung findet im Alltag statt und nicht in der Oase. Der Alltag ist zu Hause, beim Einkaufen, am Arbeitsplatz, bei Freunden und solchen Menschen, die ich eher nicht um mich herum haben möchte. Wer sich entwickeln möchte, hat im Alltag 24 Stunden täglich zur Verfügung. Das ist viel mehr, als in Oasen - Entwicklung braucht ihre Zeit und hat ihre Zeit.

Im Moment habe ich ein «Lieblingssymbol». Es ist der Zauberring 1, den ich seit November 2011 nutzen darf. Wenn ich irgendeine Unterstützung brauche, sei es innere Ruhe, Konzentration, Freude, Klarheit, einen erholsamen Schlaf - erstelle ich mir diesen zauberhaften Ring. Beim Aufbau wird es kühler und dann ist es soweit und die übertragenen Wünsche wirken. Dabei ist es mir egal, wo ich bin, wenn ich eine Unterstützung brauche, dann erstelle ich ihn und er hilft mir. Dieser Zauberring darf bereits nach der Lehre 1 angenommen werden.

Bedingungslose Liebe führt über sich selbst
Was für eine schöne Vorstellung bedingungslos lieben zu können. Ich möchte bedingungslos lieben. «Aber, wie mache ich das?»

Ist doch ganz einfach: «Packe alle Bedenken beiseite, alle Vorbehalte, nehme alles so, wie es ist - auch die Menschen in ihrer Vielfalt und Komplexität - und das Ganze nicht nur alle zwei Wochen in der Meditationsgruppe, sondern im Alltag - jeden Tag, jede Stunde, jede Minute -»

«Hmm -» denke ich und fühle in mich hinein - «Liebst du deinen Körper? Nehme ich mich eigentlich bedingungslos an, so

wie ich bin? Beginnt bedingungslose Liebe nicht bei mir selbst?» «Kenne ich jemand, der sich bedingungslos liebt?»
Ich erkenne für mich, dass bedingungslose Liebe bei mir selber anfängt. Wenn ich mich so annehme, wie ich bin, dann kann ich mich auch bedingungslos lieben. Und dann schiesst mir in den Kopf:

«Jürgen, warum überlegst du, wem du von deinem Weg erzählst,
- dass du ein Heiler bist?
- dass es für die Menschen gut ist in deiner Nähe zu sein?
- von der Lehre und der Grenzenlosigkeit von Attilio Ferrara?

Es ist doch ein wichtiger Teil von dir?» Dann schiesst mir in den Kopf: «Nehme ich mich nun bedingungslos an oder nicht? Ja, ja, ja - ich weiss: «Schwere Fragen!» Nur meine ehrlichen Antworten führen mich weiter auf meinem Weg.

Öffentlichkeit
In der Öffentlichkeit kann ich mich leichter überprüfen, ob ich zu mir stehe. Und ich stelle fest, dass mein Weg in die Öffentlichkeit auch Zeit braucht. Zeit für meine innere Bereitschaft im Aussen zu mir zu stehen.
- Ich beginne kleine Berichte zu schreiben, die Tamara Claudia in ihrem Newsletter liebenswürdigerweise veröffentlicht.
- Ich helfe Tamara Claudia und Josef auf der Lebensfreudemesse in Hamburg.
- Ich gründe einen Heilkreis und lerne neue Menschen kennen.
- Ich erstelle Lichtsäulen, die sich mit dem weltweiten Lichtnetz von Attilio Ferrara verbinden.

So lerne ich mich auch im Aussen zu zeigen. Besonders erwähnen möchte ich an dieser Stelle meinen Heilkreis, der mir viel Freude und ein Gemeinschaftsgefühl gibt. Ich spüre und erlebe Offenheit, Vertrauen, innere Ruhe und Nachhaltigkeit der göttlichen Frequenzen und der Gespräche. Und ich darf erleben, wie sich TeilnehmerInnen verändern. AUNDA in der

Gemeinschaft ist mehrfachschön. Und der Zauberring ist auch immer dabei. Der Heilkreis bietet eine Möglichkeit, diese ehrliche Lehre zu verbreiten. Das möchte ich.

In meinem Beruf werde ich dafür bezahlt, dass ich organisiere, koordiniere - und von Computern etwas verstehe. Lässt sich das mit Spiritualität im Alltag verbinden?

- «Ja, ich habe mit Menschen zu tun, auch in ihren Rollen»
- Meine Büropflanzen werden bewundert. Ich sage zu KollegInnen: «Nehmt für eure Pflanzen das Wasser aus meiner gelben Giesskanne.»; sie enthält Attilio-Wasser vom Wasserstein.
- Und dann kommt eine Kollegin in mein Zimmer und sagt: «Bei dir sind schöne Schwingungen im Zimmer.»
- Auch meine KollegInnen spüren meine veränderte Ausstrahlung durch die Frequenzerhöhungen und meine Entwicklung.
- Einige kommen zu mir, um vertrauliche Gespräche mit mir zu führen, möchten teilweise Unterstützung von mir. Das gibt mir Freude und Kraft.

«Gut, dass ich mich nach aussen wende, für mich und die anderen. Spiritualität im Alltag.»

Wo stehe ich heute in der Lehre und wo will ich hin?
Formal ist diese Frage schnell beantwortet:

- Lehre 5 abgeschlossen
- mehrere Heilkraftverdoppelungen
- Stimmfrequenzerhöhungen auf 525'000 Boviseinheiten und
- das Channeling-Seminar

«Aber was sagt das aus?» «Ich finde, wenig, liebe Leserin, lieber Leser!» Meine Erfahrung sagt mir deutlich, dass die Frequenzerhöhungen nicht den Ausschlag geben, wo ich tatsächlich stehe. Ich stehe ausschliesslich in meiner Entwicklung. Und diese kraftvolle Lehre gibt mir zusätzliche Chancen mich zu entwickeln.

«Niemand kann mich entwickeln, das kann ich nur alleine!» Alles hat und braucht seine Zeit und manchmal gebe ich mir nicht die erforderliche Zeit. Dann spüre ich, dass ich mich von meiner Mitte entferne. Zeit -

- für Entwicklung
- für Musterauflösung
- für Klarheit
- um zu verstehen
- um anzunehmen
- um im Alltag zu leben.

«Und wo will ich hin?» «Werdet bewusst und grenzenlos.» «Da will ich hin!»

Bewusst sein
Ja. Ich möchte mein Leben bewusst leben. Bewusst mit mir (Körper, Seele, Geist), bewusst mit dem, was mich umgibt - im Alltag. Es ist ein Weg durch Täler und über Berge, viele Täler und viele Berge. Gewohntes hinterfragen - schwere Fragen - ehrliche Antworten - vertrauen, sich und anderen - Zeit - Ich möchte mein Leben bewusst leben.

Grenzenlos
«Alles ist möglich, dem der da glaubt.» sagte Attilio Ferrara, so mein Verständnis, vor langer Zeit zu mir. «Glaube versetzt Berge» - hat den gleichen Inhalt. Grenzenlosigkeit -
Ich lese wiederholt in den Lehrbüchern, beginnend ab Lehre 1 und stelle mit meinem heutigen Verständnis fest, dass viele der Dinge, die dort beschrieben werden, bei mir und anderen sinngemäss eingetreten sind. Das spricht ganz eindeutig für die Lehre, aber auch für den Weg, der von uns SchülerInnen dem Grunde nach beschritten wird.

Grenzenlosigkeit ist ein Ziel dieser Lehre. Sie setzt nicht wie ein Schalter ein, der umgelegt wird. Und plötzlich bin ich grenzenlos - Nein, es ist stetes Verändern - langsames Verändern und plötzlich stelle ich fest: «Dieses Wunder hat offenbar mit mir zu tun -!?» Alles hat und braucht seine Zeit. So ist es bei mir.

Liebe Leserin, lieber Leser, stellen Sie sich die nachfolgende Frage und bevor Sie weiterlesen, antworten Sie sich ehrlich! «Was würde ich tun, wäre ich grenzenlos?»

Dann stellen Sie sich die folgende Frage und antworten sich ehrlich: «Würde mein Herz das Gleiche tun?»

Warum gehe ich diesen Weg?
Auf meinem Lebensweg komme ich am 04.10.2001 an eine Kreuzung. Dort demonstriert mir Attilio Ferrara Heilung. Nach kurzer Zeit erfahre ich, dass es möglich ist, Heiler zu werden. Das möchte ich und biege auf meinem Lebensweg in Richtung «AUNDA *healing*» ab. Ich habe keine Ahnung und Vorstellung, was die Abzweigung für mich bedeuten würde.

Heute bin ich ein anderer Jürgen Moser, als vor 11 Jahren. Ich lerne, Mut zu entwickeln, die Welt anders zu betrachten, auch mich.

Es ist schön zu erleben, wie
- mein Selbstbewusstsein sich entwickelt
- mein Umfeld positiv auf meine Veränderung reagiert
- wie sich mein Umfeld verändert
- Menschen auf mich zukommen
- Vertrauen bei mir und anderen entsteht und sich durchsetzt
- ich anderen helfen kann
- meine Hilfe auch angenommen wird
- die Welt einfacher funktionieren kann

Es gibt auch Menschen, die sich von mir abwenden -. Manchmal stelle ich mir die Frage: «Wäre meine Entwicklung ohne AUNDA *healing* die Gleiche? Nein, es ist in den Lehrbüchern nachlesbar.»

Ich möchte, liebe Leserin, lieber Leser, Sie ermutigen, diesen erkenntnisreichen und zum Wohle führenden Weg zu gehen - zum Wohle für sich und andere. Ich freue mich über meine sich steigernde innere Freiheit, über die Klarheit, über meine Energie, Dinge bewusst aus dem Herzen bewegen zu können - zu meinem und zum Wohle anderer. Die Menschen spüren das - ein schönes kraftgebendes Gefühl.

Ich möchte Sie ermutigen, sich auf diesen Weg zu machen. Attilio Ferrara schreibt in einem Lehrbuch: «Jeder Mensch hat die Möglichkeit, diese Lehren anzunehmen und in seinem Wachstumsprozess die persönliche Wahrheit zu finden. Zeit spielt dabei keine Rolle. Wichtig ist, die spirituellen Erkenntnisse in sein eigenes Leben einzubauen und in den Alltag zu integrieren.»

Danke
Ich bedanke mich bei Attilio Ferrara. Ich bedanke mich bei ihm, dass er mich noch in einen Schülerkurs in Hamburg aufgenommen hat. Ich bedanke mich bei ihm für seine klaren Worte mir gegenüber, die ich häufig erst später verstanden habe oder noch verstehen werde. Ich danke Attilio Ferrara dafür, dass er meine Fragen beantwortet. Ich danke ihm für die Impulse, die er in mir gesetzt hat, die erheblich Einfluss auf meine Entwicklung genommen haben. Ich danke ihm für die Frequenzerhöhungen, die mir auf meinem Weg Chancen geben. Ich danke Attilio Ferrara, dass er seine Fähigkeiten weitergibt.

Ich danke Josef Ruhland, der mich mit seiner ruhigen, klaren und liebevollen Art in meiner Entwicklung unterstützt. Ich danke Josef als meinem Lehrer. Ich danke ihm für die Frequenzerhöhungen, deren Chancen ein wichtiger Teil in meinem Prozess der Bewusstseinsbildung sind. Ich danke Josef für die vielen Gespräche, die wir führten. Eines ist mir noch besonders präsent. Das über meine Frage: «Was sind Muster?» Ich danke Josef über die Chancen, die er mir gibt, ihn an seinem Messestand der Lebensfreudemesse zu unterstützen, um so Erfahrungen mit der Öffentlichkeit zu erhalten und daran zu wachsen.

Ich danke Tamara Claudia Ruckstuhl für unsere gegenseitige Offenheit und Vertrauen. Ich danke Tamara Claudia für die schönen - mich voranbringenden Gespräche – und die vielen E-Mails, die wir uns schreiben. Ich danke ihr für die wunderbare, energetisch unterstützte AUNDA-Fussreflexzonen-Massage, die ich unverändert eindrucksvoll in Erinnerung habe. Ich danke Tamara Claudia dafür, dass ich einen Beitrag für dieses Buch schreiben darf.

Ich danke Claudia aus der Schweiz, die mich vor allem in der Lehre 3 wunderbar unterstützt hat. Ich danke ihr für ihre klare und direkte Art. Ich danke ihr für die Impulse und ihre Hilfestellungen. Sie hat mir Weichen auf meinem Weg gezeigt. Und so konnte ich, nach meinem heutigen Verständnis, den für mich richtigen Weg weitergehen.

Ich danke meiner lieben Ehefrau, die sich «immer» so viel anhört, was ich auf meinem Weg fühle und erlebe. Ich danke ihr für ihre Geduld. Ich danke meiner Frau, dass sie auch heute noch zu mir steht, obwohl sie vor über 21 Jahren einen ganz anderen Jürgen geheiratet hat. Ich danke meiner Frau für die Zeit, die ich mir nehmen darf, um meine Veränderungen zu verstehen und in den Alltag umzusetzen.

Ich danke meinen Kindern, die mich sicherlich auch vermisst haben, wenn ich ´mal wieder am Computer sitze und an meinem spirituellen Tagebuch schreibe.

Liebe Leserin, lieber Leser, ich habe in diesem Bericht von meinem Weg geschrieben. Auch, wenn es sich um meinen Weg handelt, so sind viele meiner Intuitionen und der daraus abgeleiteten Fragen sicher auch für Sie interessant. Insofern möchte ich auch Sie auffordern, über das eine oder andere nachzudenken und in sich zu spüren - Mein Weg ist geprägt von AUNDA *healing*. Ich grüsse Sie lichtvoll aus meinem Herzen.

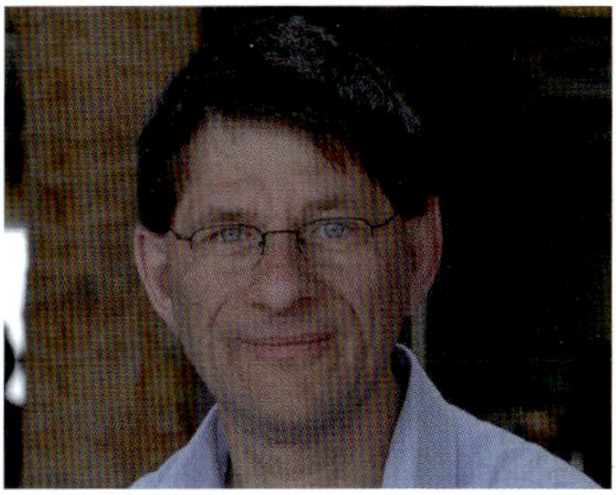

Jürgen Moser
Hültkoppelstieg 3c
22359 Hamburg
Tel: 040 7880 7313 oder
0176 7012 5083

www.aunda-lebenshilfe.com

Bisherige Angebote:
AUNDA *healing*
AUNDA *healing* Lehre 1

Erzengel Alpha und
Erzengel Omega

Heilkreis in Hamburg

AUNDA *healing*

Werner Egli, Rorschacherberg/SG

Was bewog mich, in die Lehre von Attilio Ferrara einzusteigen? Erst einmal Neugier. Eine längere Geschichte. Sowohl Chakra und auch Meditation waren für mich Fremdwörter. Natürlich, Tamara Claudia hat mir begeistert davon erzählt, aber bis dahin war ein weiter Weg.

Ich bin als Bauernkind mit 6 Geschwistern aufgewachsen. Damals nichts Ungwöhnliches. Mangelnde Moneten wurden durch grosses Gottvertrauen ausgeglichen. Die christlichen Tugenden, glaube ich, waren selbstverständlich. Auch dass es «heiligmässige Menschen» gab, die heilen konnten, wusste ich. Niklaus von der Flüe oder Niklaus von Rippertschwand, beides angesehene Bauern, die mit beiden Beinen auf dem Boden und mit dem «dritten Bein» im Mystischen waren, imponierten mir. Wie aber kam ich auf Attilio?

Im Dorf wo ich wohnte, bin ich seit vielen Jahren im Pfarreirat. Dort sah ich Tamara Claudia hie und da und dachte, diese Frau ist neu hier. Also lade ich sie nach dem Gottesdienst in die nahe Gaststube zu Kaffee ein, um ihr unsere Pfarrei und das Dorf näher zu bringen. Instinktiv machte ich also das, was sie uns später mit den Worten «höre auf dein Herz» vermittelte. So zeigte sie mir später viele Dinge, ich spürte, aber kannte die Ursache nicht.

Beim Kaffee also erzählte sie von sich, von ihrer damaligen Tätigkeit, dem Naturarzt-Studium und lud mich in ihre Behandlungsräume ein. Hier setzte sie mich auf eine La Tunica Decke und erzählte auch von ihrem spirituellen Weg, dem Weg in die Göttlichkeit. Nun, ich war etwas skeptisch und stellte viele Fragen. Irgendwie aber spürte ich, dass das mehr als gut geübte Promotion war. Sie organisierte den «Tag der offenen Tür» für ihr spirituelles Zentrum. In einem so kleinen Dorf wird schnell argwöhnisch geredet, wenn neue spirituelle Wege aufgezeigt werden. Also beschloss ich, einen Artikel über sie in der Dorfpost zu verfassen. Lange Jahre war ich auch Dorfjournalist gewesen und wusste, was ein guter Artikel bewirkte. Und er wirkte.

Nach unzähligen Fragen im spirituellen Bereich an Tamara Claudia, meldete ich mich als vermutlich einer der ersten Schüler bei ihr an. Seither sind 6 Jahre vergangen und ich bin immer noch dabei und immer noch neugierig. Persönliche Schwierigkeiten hatte ich gottlob nicht. Es ist einfach meine Art, mit jedem Jahrzehnt etwas ganz Neues zu lernen.

Und das war wirklich was Neues. Es begann bei mir mit Fragen nach dem Jenseits, in einer Art, wie ich sie noch nie gehört hatte. Natürlich, die Kirche hat ihre Antworten, aber diese sind differenzierter. Ich begriff, dass im AUNDA *healing* der Mensch mit der ganzen Erde und dem Universum miteinbezogen wird. Die Natur im Leben von Attilio spielt eine zentrale Rolle. Das konnte ich als Bauernkind sehr gut nachvollziehen. So zeigte Tamara Claudia mir am Firmament die Plejaden, die ich zwar schon öfters gesehen, aber nie bewusst wahrgenommen hatte. Wir meinen immer, unser Jahrhundert hätte das «richtige Rad» erfunden, doch da dürfen wir wieder klein werden, denn unser Jahrhundert forscht zwar, frühere Generationen beobachteten.

Es ist naheliegend, dass ich Attilio Ferrara auf die Art kennengelernt habe, wie ich geschildert habe, mit Fragen. Eine Frage, die mich beschäftigte war die: «Jesus war Heiler, war Botschafter, hatte seine Jünger, zog im Land umher, wurde bekannt, sodass nach 2000 Jahren noch von ihm geredet wird. Aber es ist nicht bekannt, dass er Produkte vermittelte, weder er noch seine Jünger. Wie ist dieser Gegensatz zu erklären?» Diese Frage durfte ich Attilio persönlich fragen. In dieser Zeit besuchte er seine Schüler, er kam auch zu ihr, da er gerade in der Schweiz war. Ja, mir war es recht und ungeheuerlich zugleich, hatte ich ihn bisher nur vom «Hörensagen» gekannt.

Das Treffen fand in Tamara Claudias Wohnzimmer statt. Ich frage sie, wie lange Zeit ich beanspruchen dürfe, wie er angeredet werden möchte, denn ich stellte ihn mir eher als Manager vor. Auf dem Sofa aber sass ein eher kleiner, fast scheuer Mann, der mich herzlich willkommen hiess. «Hast du etwas gegen meine Produkte?», war seine erste Frage. «Nein, wieso auch, ich benutze sie ja selbst, lautete meine Antwort.» Und ich legte ihm meine Frage vor. Er antwortete mir, «dass nicht jeder dieser Weg gehen könne und wolle, aber nicht auf die Vorteile seiner Lehre verzichten müsse, sodass verschiedene Produkte entstanden seien». Ich frage ihn nach seinem Weg und wir unterhielten uns während einer knappen Stunde. Ich glaube, das Gespräch gefiel uns beiden. Dieses aufbauende Gespräch verhalf meinem Entscheid, in der Lehre weiter zu machen.

Was hat sich bei mir seither verändert?
Körperlich spüre ich keine grosse Veränderung. Seelisch und geistig bin ich aufmerksamer geworden, urteile weniger. Meine Frau meint, ich sei sensibler geworden und ebenso entschlussfreudiger. Einiges hat sich bei mir zum Positiven gewendet. AUNDA *healing* ist ja nicht vergleichbar mit einem Fremdsprachenkurs oder einem Kurs allgemeiner Natur, in dem es darum geht, Wörter oder Zusammenhänge auswendig zu lernen. In dieser Ausbildung geht es darum, sich selber besser kennenzulernen, Angewohnheiten zu hinterfragen, anders auf Menschen zuzugehen. Und da hat jeder Nachholbedarf. Der eine hat im Leben mehr, der andere weniger aufgearbeitet.

Ich selbst erlebte eine Zäsur, eine Marschpause, in der ich mit Anfang dreissig, mit Krebs im Unterleib ins Spital einrücken musste. Also mitten im Leben sozusagen. Obwohl gute Medikamente zur Verfügung standen, war damals das Überleben keine Selbstverständlichkeit. Die überstandene Krankheit hat mir, als früher sehr introvertierten Mann, den Knoten gelöst und ich strahlte wieder Zuversicht aus. Von daher hatte ich also vieles abgearbeitet, das in den Lehren von Attilio ausgelöst werden kann. Eines aber wusste ich: Wenn ich nochmals so eine Krankheit mitmachen müsste, würde ich den spirituellen Weg beschreiten, den medizinischen Weg kannte ich ja. Das war sicher ein Grund, AUNDA *healing* zu lernen, denn Menschen mit Krebs zu begleiten oder gar zu heilen, das wäre und ist das Grösste.

In einem deutschen Schlager singt eine Frau: «Ich darf weinen, denn ich bin eine Frau.» Ja, die Gefühle sind für einen Mann ein Buch mit sieben Siegeln. Im AUNDA *healing* wird der Mensch als Ganzes wieder hergestellt, inbegriffen die Gefühle.

Weinen zu können, das dürfen wir Männer wieder lernen. Das ist zwar ein Sprung durch den brennenden Reifen, weil uns eingetrichtert wurde, dass ein «Indianer keinen Schmerz kenne», weder körperlich noch seelisch. Doch irgendwie befreit es doch. Also das durfte ich lernen, wenn auch im stillen Kämmerlein. Man wird feinfühliger.

Im Berufsleben, wenn man mit anderen zusammenarbeitet, fällt einem schneller ihre rauhe Art auf. Und so kann es leicht geschehen, dass man sich von gewissen Menschen eher abwendet und sich Personen zuwendet, die in der Art von AUNDA *healing* denken. Ich selber hänge meine Heilerausbildung nicht an die grosse Glocke. Es sind einzelne, die davon Kenntnis haben. Wenn Not am Mann ist, biete ich meine Hilfe an. Doch man begegnet auch viel Skepsis. Ich denke, die Ausbildung ist in erster Linie für sich selbst gedacht, was dann kommt, kommt von selbst.

Attilio habe ich nicht oft gesehen, wenn aber, dann so, wie wenige. Beim Umziehen nämlich. Er half, mit uns Möbel zu transportieren. Und da zeigte er sich als Praktiker und war irgendwie im Element. Es fiel mir auch auf, wie genau er arbeitet, er achtet genau wie die Stücke zu laden sind, welche zusammengehören. Also er ist Handwerker durch und durch. Nach der Arbeit ist Essenszeit bei ihm. Das Glas «Primitivo» gehört einfach dazu. An seine Sprache darf man sich zuerst gewöhnen. Er ist ein Kind seines Landes und Deutsch ist für ihn eine Fremdsprache. Aber mit der Zeit versteht man einander schon.

Was mir auffällt und was mir gefällt, ist seine Bescheidenheit. Mit seinem karierten Hemd würde man ihn für einen Arbeiter irgendwo halten. «Ich kann mehr, als ihr glaubt», war alles was zu sagen war. Und man nimmt es ihm ab. Ein anderer Heiler würde eine Schau abziehen, nicht aber Attilio.

Einmal zeigten wir ihm eine Kristallhöhle bei uns in der Gegend. Bei Blitz und Donner fuhren wir hin. Er war überaus erfreut. «Calciten sind das, aber das Wasser in der Höhle ist nicht gut», erklärte er. Ganz nebenbei zahlte er allen Beteiligten den Eintritt. Ja, so lernte ich ihn kennen, eher scheu, aber herzlich und grosszügig, wenn es ihm gefällt.

AUNDA *healing* ist kein Spaziergang. Öfters hatte ich das Gefühl, von allen Ausbildungen, die ich bisher machte, sei dies die Schwierigste. Eben darum, weil man sie nicht «lernen» kann, so wie wir es gewohnt sind. Die Umwelt zeigt uns, ob wir bestanden haben oder nicht. Darum habe ich auch Mühe, wenn sich Lehrer «Lehrer» nennen. Begleiter wäre ein besseres Wort. Denn jeder steht an einem anderen Platz, hat eine andere Vergangenheit, andere Voraussetzungen, und die kann auch ein «Lehrer» nicht richten. «Urteilen und Verurteilen» sind Eigenschaften, die man nach diesen Lehren in den Papierkorb wirft. Richtet nicht, damit ihr nicht selbst gerichtet werdet», oder «ihr sollt euch nicht Lehrer nennen, nur einer ist der Lehrer, das ist Gott», steht bereits im Neuen Testament. Also die Lehren nach Attilio Ferrara sind empfehlenswert, wenn man bereit ist, an sich zu arbeiten.

Ich selbst habe die Lehre 3 abgeschlossen, kann also die Lehre 1 weiter geben. Dazu bin ich daran, die Stimmfrequenz zu erhöhen. Ich bin hellhörig. Bilder in der Meditation sind nicht meine Stärke. Ich werde sicher weitermachen, aber mir Zeit nehmen.

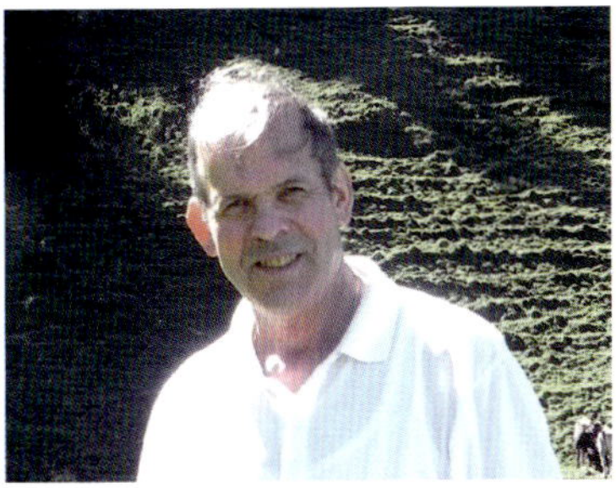

Werner Egli
Buchberg 404
CH-9404 Rorschacherberg
Tel. 071 855 05 09 oder
076 464 82 02
werner.egli123@gmail.com

Bisherige Angebote:
AUNDA *healing*
AUNDA *healing* Lehre 1

AUNDA *healing*

Janine Thurnherr, Altstätten/SG

Mein Weg zu und mit AUNDA *healing*
Angefangen hat alles mit einer Frau mit blondem Haar und wunderschönen Augen. So traf ich auf einer Messe das erste Mal auf die Frequenzprodukte von Attilio Ferrara. Nach freundlicher Vorführung und Erklärung wieder nach Hause gegangen, ging mir der Gedanke, dass ich diese Frequenz wirklich spüren konnte, nicht mehr aus dem Kopf.

Und so beschloss ich nach einiger Zeit, mir das Ganze näher anzuschauen. So erfuhr ich auch von der Lehre und durfte im Seminarraum die Lichtsäule testen. Und obwohl mir mein Kopf immer wieder sagte:

«Ich weiss ja nicht, ob das was Gutes ist?» «Und bilde ich mir das nur ein?»

«Und leisten kannst du dir das auf keinen Fall!» In mir war immer das drängende Gefühl: «Doch es ist gut, tue es.» So fing ich mit all den Zweifeln die Lehre 1 an und folgte einfach meinem Herzen.

In der Vergangenheit hatte ich bis dahin schon etliche Seminare zum Thema «Heilen und Spiritualität» besucht. Schon als Jugendliche zog mich die Welt des Aussersinnlichen magisch an und faszinierte mich sehr. So besuchte ich mit 18 Jahren (heute 32) die ersten Kurse zu Meditation und Lebensschulung. Damit lernte ich auf meinem Lebensweg verschiedene hilfreiche Menschen und Techniken kennen, die mich vorwärts brachten.

Und trotzdem suchte ich immer noch nach dem wirklichen Schlüssel: Nach irgend etwas Besserem.

Bis ich auf die Lehre von Attilio Ferrara traf. Mit ihr hatte ich nach einiger Zeit das Gefühl, da tut sich was. Da gibt es endlich einen Weg aus diesen wiederkehrenden Problemen heraus. Hier kann ich mich von all' diesen Ängsten und negativen Gefühlen befreien, die mich schon mein ganzes Leben begleiteten.

Immer mehr sah und erlebte ich die Veränderung in mir und in meinem Umfeld. Ich lernte mich selber und meine Bedürfnisse besser kennen. Mein Körper fühlte sich besser, mein Selbstbewusstsein wuchs, meine Verbindung zur geistigen Welt wurde klarer und so weiter.

Ebenso konnte ich Erfolge sehen, indem ich andere Menschen mit AUNDA *healing* behandelte. Was mich dazu bewog, auch in Zukunft Behandlungen und Ausbildungen anzubieten, um Menschen, die bis jetzt keinen Zugang zur Spiritualität hatten, ein einfaches und doch so wirkungsvolles Werkzeug an die Hand geben zu können.

Es gab für mich auf meinem Weg mit der Lehre einige Prüfungen und etliche Tränen flossen. Doch gab es immer mehr Situationen, wo ich soviel Liebe und «angekommen sein» fühlte, was mir nur bestätigt, ich bin auf dem richtigen Weg.

Ich habe wundervolle Menschen in den Ausbildungen und Meditationen kennengelernt. Dazu gehört natürlich auch Attilio. Ich empfinde in meinem Herzen tiefe Dankbarkeit, dass unsere Wege sich getroffen haben.

So sehe ich meine Ziele, weiterhin immer mehr aus dem Herzen heraus leben zu können, und dies mit der Lehre von Attilio Ferrara, die zu meinem Leben dazu gehört.

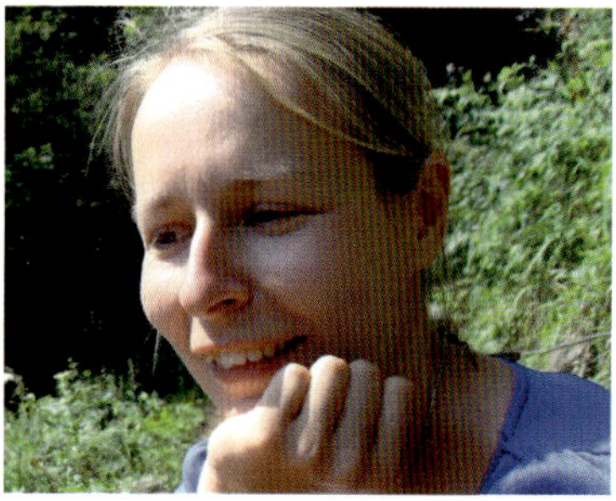

Janine Thurnherr
Schlatt 1
9450 Altstätten/SG
Tel. 071 755 15 53 oder
079 612 20 70
janinethurnherr@gmx.ch

Bisherige Angebote:
AUNDA *healing*
AUNDA *healing* Lehre 1
Erzengel Alpha und
Erzengel Omega

AUNDA *healing*

Jeanette Brunner, Flawil/SG

Mein Weg zu AUNDA *healing*
Schon früh merkte ich, dass mein Herz buchstäblich auf der Suche nach etwas anderem war, etwas Höherem. Doch brauchte auch ich, wie so viele andere, ein Weilchen, bis mein Herz mich zu Attilio Ferrara führte.

Als ich kurz vor meiner Abreise nach Australien stand und mich nochmals mit einem Freund zu einem Kaffee traf, drückte er mir zum Abschied das Buch «Gespräche mit Gott» von Neal Donald Walsh in die Hand. Als ich es dann zu Hause anfing zu lesen, legte ich das Buch nach zwei Seiten zur Seite, da ich einfach nicht verstand was darin stand.

Nachdem ich von meiner Reise wieder in meine vier Wände zurückkam, erinnerte ich mich auf einmal wieder an dieses Buch. Und siehe da, ich las es innert kürzester Zeit komplett durch. Ich erinnere mich noch heute an das Gefühl, das ich damals empfand, als ich das Buch las, es war, als ob Gott mich die ganze Zeit über beobachtete und unendliche Liebe zu mir überfloss. Danach wusste ich, dass es etwas Höheres und etwas viel Tieferes gab als das, was wir Menschen in unserem Bewusstsein täglich wahrnehmen.

Ich rief meinen Freund an, von welchem ich das Buch damals erhalten hatte, und wir machten ein Treffen aus. Wir redeten über Gott und die Welt und ich merkte auf einmal, dass es noch mehr Leute gab, die genau wie ich auf der Suche nach Liebe sind. Er erzählte mir von Tamara Claudia und Josef, welche in Horn Ausbildungen und Meditationen anbieten und falls ich Interesse hätte, auch für eine Probemeditation oder für einen Heilkreis vorbeischauen darf.

Also entschloss ich mich an einem Mittwochabend für einen Besuch beim Heilkreis. Und was dann geschah, war wirklich unbeschreiblich. Die ganze Energie, die fühlbar wurde, war so intensiv, dass sich meine Augen mit Tränen füllten. Ich war so ergriffen von dieser Liebe die da im Raum war, dass ich ihr nur mit Tränen Ausdruck geben konnte. Es waren aber keine Tränen der Verzweiflung oder des Schmerzes, sondern Tränen der bedingungslosen Liebe.

Etwa zwei Wochen später fand im Hotel Bad Horn ein öffentliches Kennenlernen für Interessierte mit Attilio Ferrara statt. Ich nahm damals daran teil, weil ich endlich einmal Attilio kennenlernen wollte. Schon als er in den Raum kam, machte sich sofort eine grosse Ruhe und Klarheit in mir drin breit. Hatte ich vorher noch 100 Fragen und Probleme, so waren diese in diesem Moment wie fort geblasen.

Dann, während der Meditation, welche Attilio führte, kamen bei mir einmal mehr die Tränen der Liebe. Danach wusste ich, dass ich am richtigen Ort angekommen war und ich diesen Weg gehen wollte.

So beschloss ich mich vor 6 Jahren die erste AUNDA Heilfrequenz anzunehmen.

Vor meiner ersten Frequenzerweiterung war ich sichtlich nervös, wusste ich doch nicht, was mich erwartete und wie meine Zukunft weitergehen sollte. Doch meine Nervosität war umsonst, denn schon während dem Chakraausgleich machte sich in mir eine wohlige und angenehme Ruhe breit, welche jeglichen Zweifel wieder von mir nahm. Es war als ob ich endlich «angekommen» war am Ziel, nach welchem ich sehr lange schon gesucht hatte.

Mit jeder weiteren Frequenzerhöhung durfte ich Unglaubliches erfahren und mich spirituell wie auch menschlich extrem weiterentwickeln. Meine Wahrnehmung ändert sich von Tag zu Tag, und ich habe den Tag, an dem ich mich entschloss die Ausbildung anzufangen, noch nie bereut. Auch wenn der Weg nicht immer einfach scheint, so entwickelt sich im Endeffekt

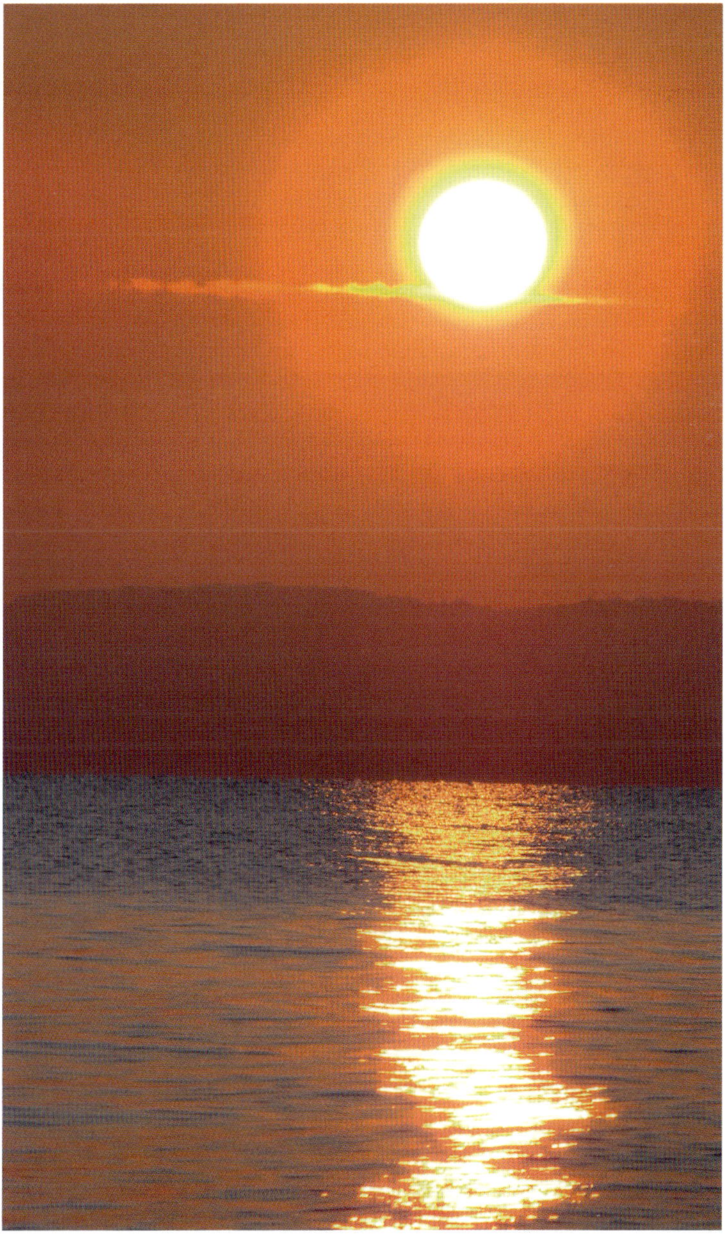

immer alles zum Positiven. Stück für Stück komme ich meinem Ziel, der ewigen bedingungslosen Liebe, näher. Und ich bin sicher, eines Tages werden wir alle eins mit uns und jedem menschlichen und tierischen Wesen sein. Dank Attilio ist dieser Weg möglich - und ich bin dankbar, dass ich ihn gemeinsam mit vielen lieben Menschen, die einen auch in schweren Zeiten immer unterstützen, gehen darf.

«Die wahre Lebenskunst besteht darin, im Alltäglichen das Wunderbare zu sehen.»

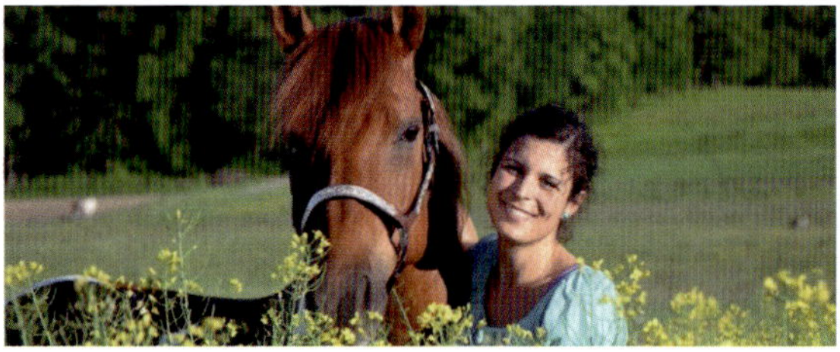

Jeanette Brunner
Sternenstrasse 21
CH-9230 Flawil/SG
Tel. 078 789 61 07
Jeanette-brunner@web.de
www.weg-zur-quelle.weebly.com

Bisherige Angebote:
AUNDA *healing* Lehre 1
AUNDA *healing* und Fernbehandlungen
Weitergabe des Erzengels Alpha
Tierkommunikation und Tierenergiebehandlungen

AUNDA *healing*

Keila Melisa Morgner, Emmenbrücke/LU

Aufgewachsen bin ich (Jahrgang 1969) im Land der Mayas, in Guatemala. Als Mutter fünf erwachsener Kinder und Grossmutter zweier Enkelkinder habe ich schon als kleines Kind gewusst, dass es mehr gibt als das, was mit blossen Augen zu sehen ist.

Ich bin in einer sehr religiösen, konservativen Familie aufgewachsen und unter diesen Umständen gab es keinen Raum, meine Sensitivität, Wahrnehmung und Offenheit gegenüber der feinstofflichen Welt auszuleben. Innere Freiheit und Lebensfreude waren Fremdworte.

Als Kind hatte ich tiefgreifende Erfahrungen mit der feinstofflichen Welt erlebt. Als sehr junges Mädchen habe ich mich immer für die biblischen Geschichten interessiert und speziell für das Leben und die Lehre von Jesus.

Jahre später lebten mein Ex-Mann und ich eine Zeitlang in Amerika. Dann sind wir mit unserer gewachsenen Familie hier in die Schweiz gezogen. Darauf lernte ich die deutsche Sprache, die für mich gar nicht einfach war. Meine Sehnsucht zur Spiritualität habe ich weiterhin unterdrückt und bin weiterhin meinem alten Glauben, in dem ich aufgewachsen bin, gefolgt. Mit den Jahren wurde ich sehr krank. Ich litt unter entzündlichem Rheuma, Fibromyalgie, um nur einige Diagnosen zu nennen. Die meiste Zeit über hatte ich Schmerzen und mein Alltag hat sich von einem Arzt zum anderen bewegt. Meine Kinder gaben mir Freude und Zuversicht und deswegen verlor ich nicht den Mut, weiter zu gehen. Zwischenzeitlich konnte ich einigermassen deutsch sprechen und lesen. Am Abend, in meinen schlaflosen Nächten, hatte ich Zeit zum Lesen. Dies war immer mein Lieblingshobby. (Medizinische Bücher, Bibel, Lebenshilfe- Bücher und so weiter).

Einmal, nach diesem endlos erscheinenden Leidensweg, bekam ich eine erschütternde Erkenntnis, mir selbst gegenüber. Meine innere Stimme sagte mir, dass ich gesund sein konnte, wenn ich mich von Herzen dafür entscheiden wollte. Also entschied ich mich sofort, gesund zu werden und nach zirka zwei Monaten war ich wirklich völlig gesund.

Da ich immer Krankenschwester werden wollte, habe ich mich informiert, ob und wie dies hier in der Schweiz möglich war. Zu meinem Erstaunen war dieses fast unmöglich, da ich meine Grundschule und primäre Ausbildung in meinem Heimatland besucht hatte und zusätzlich alles in deutscher Sprache. Trotzdem habe ich alle meine Schulzeugnisse organisiert, über die schweizerische Botschaft in Guatemala. Zu meinem Erstaunen und zur Überraschung bestand ich die Aufnahmeprüfung. Viele von meiner Familie und von meinen Bekannten dachten, ich sei gesund im Körper, aber nicht unbedingt im Kopf. Sie meinten, ich hätte den Bezug zur Realität verloren.

Ja, mein Weg war nicht einfach. 2003, nach der Aufnahme in der Schule für Pflegeberufe, hat auch meine Scheidung stattgefunden. Genauso mein Weg in die Selbständigkeit. So war ich alleine mit meinen fünf Kindern und meiner Ausbildung. Meine Kinder haben mich sehr unterstützt, damit ich diese Schule machen konnte, dennoch war meine Situation mit-grossen Herausforderungen verbunden. In dieser Zeit habe ich mich für Heilungsmethoden und Spiritualität interessiert und habe einige Seminare in Geistigem Heilen besucht.

Im Oktober 2005 bin ich zu einer Gesundheitsmesse nach Cham gegangen. Obwohl ich nicht so richtig Lust dazu hatte, bin ich trotzdem hingegangen. Ich habe mir verschiedene Broschüren gesammelt, über Heilung, Engel, Beratung und so weiter. Aber ein Stand hat besonders meine Aufmerksamkeit geweckt. Darauf fand ich einen Flyer über Erzengel Omega und Erzengel Alpha und die Lehre von Attilio Ferrara. Ich hatte keine Ahnung, warum ich mich so zu diesem Stand hingezogen fühlte. Hinter dem Stand war ein sehr freundliches Paar, welches mich mit einem Lächeln begrüsste. Ich war vorsichtig und ich ging wieder weiter. Ich lief ganze drei Mal an diesem Stand vorbei. Ich wagte nicht, etwas zu fragen.

Und so nach ungefähr einer Woche hat sich meine innere Stimme wieder gemeldet. Jeden Tag hat sie sich gemeldet, ich solle endlich einmal alle Broschüren durchsehen, die ich eine Woche zuvor gesammelt hatte. Und so nahm ich mir die Zeit, diese durchzublättern. Da waren sie, die Flyer über die Erzengel Alpha und Omega und über die Lehre von Attilio Ferrara. Am gleichen Tag habe ich angerufen, um einen Termin zu vereinbaren. Der freundliche Herr vom Stand in Cham hat das Telefon abgenommen, er hatte aber Mühe, mein Deutsch mit spanischem Akzent zu verstehen (dies ist eine Herausforderung, mein Deutsch-Spanisch zu verstehen.)

Dann kann die liebevolle Dame, die auch am Stand war, an das Telefon. Ihre Stimme hat mir volles Vertrauen geschenkt. Sie hat mir mit Geduld zugehört und so bekam ich meinen ersten Termin für den Erzengel Alpha. Diese Frequenzübertragung war für mich unbeschreiblich schön.

Es ist nicht lange gegangen und ich entschied mich für die erste Frequenzübertragung von der Lehre 1, (dem heutigen AUNDA *healing*). Es war wie ein «zu Hause angekommen sein». So begann ich, den Weg meines Herzens zu gehen, diese kraft- und liebevollen Frequenzen haben mir meine innere Stärke, mein Selbstbewusstsein, meine Liebe zu mir aktiviert, erweitert und gestärkt. Dank der Lehren von Attilio Ferrara bekam ich nach und nach meine Fähigkeiten wieder zurück sowie mein Vertrauen, welches ich als Kind verloren hatte. Meine Intuition, Sensitivität, Hellfühligkeit, meine Wahrnehmung erwachte erneut.

Die Liebe zu mir selbst und meine innere Stärke wurde nach und nach, nach jeder Frequenzerhöhung der Lehre, gestärkt, spürbar in meiner innersten Tiefe.

Wenn man diese wundervollen göttlichen Frequenzen annimmt, kommen die dunklen Anteile, Blockierungen, Denkmuster ans Licht, damit wir diese schneller loslassen können. Dadurch begann für mich eine intensive Zeit der Reinigung, Klarheit und mit Vergangenem fertig zu werden. Nach dem Ende jeder Phase des Loslassens und neuer Erkenntnis bekam ich, ein noch nicht da gewesenes Gefühl von innerer Freiheit und Harmonie. Die Herausforderungen des Lebens konnte ich mit Leichtigkeit entgegen nehmen. Dank meines verstärkten Selbstbewusstseins durch die Lehren von Attilio, habe ich 2007 meine Ausbildung als Pflegefachfrau abschliessen können. Das Unmögliche war möglich geworden. Als alleinerziehende Mutter bekam ich durch die Lehre von Attilio ein verstärktes Selbstbewusstsein, Klarheit, Geduld, innere Stärke und die Kraft, für mich und meine Kinder präsent zu sein.

Die Liebe, die bedingungslose Liebe, die im AUNDA *healing* zu spüren ist, ist unbeschreiblich schön. Jeder darf dadurch seine eigenen Erfahrungen machen. Denn nur so kann man teilweise verstehen, was damit gemeint ist. Ich kann nur aus meiner eigenen Erfahrung sprechen.

Ich habe meinen Weg gefunden, den Weg meines Herzens, die Liebe zu mir selbst und zu meinen Mitmenschen.

In der Mitte zu sein, dank der Frequenzen von AUNDA *healing*, sowie den Lehren von Attilio, gibt mir Gefühle der inneren Freiheit, Dankbarkeit, Liebe und Lebensfreude.

Aus tiefem Herzen wünsche ich, dass jeder Mensch die Möglichkeit bekommt, Heilung zu erfahren auf allen Ebenen. Heilung der Gefühle und Herzensöffnung, um so in innerer Freiheit und Lebensfreude das eigene Leben geniessen zu können. Mit grosser Dankbarkeit darf ich heute Menschen unterstützen, und sie ein Stück auf ihrem spirituellen bewussten Weg begleiten.

Es ist ein grossartiges Geschenk, diese göttlichen Frequenzen von AUNDA *healing*, die Attilio Ferrara aus ganzem Herzen allen Menschen zur Verfügung stellt, annehmen zu dürfen, damit wir unser Leben hier auf Erden einfacher gestalten können und auf den Weg unseres Herzens hören und ihn gehen dürfen. Durch meine persönliche Erfahrung kann ich nur aus der Tiefe meines Herzens jedem Menschen empfehlen, seine eigenen Erfahrungen mit diesen wunderbaren göttlichen Frequenzen zu empfinden, um spirituelles Wachstum zu erleben. Gerne darf ich heute, die Lehren von Attilio Ferrara, mit Dankbarkeit und Freude weitergeben.

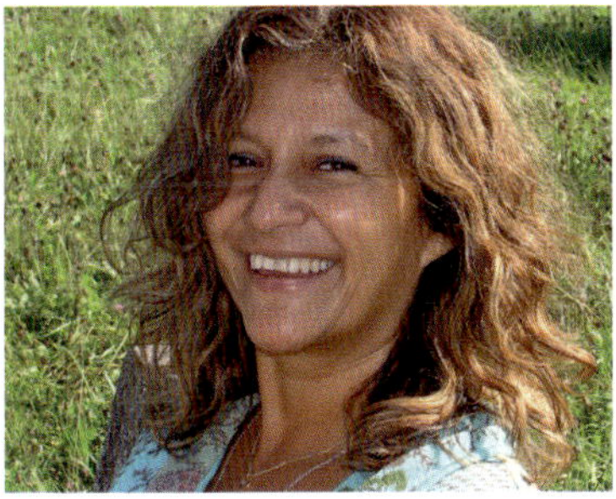

Keila Melisa Morgner
Gersagstrasse 11
CH-6020 Emmenbrücke
Tel. 041 280 96 42 oder
078 915 58 49
www.zentrum-fuer-innere-harmonie.ch
www.keilamelisa.morger.ch

Bisherige Angebote:
AUNDA *healing*
AUNDA *healing* Lehre 1
AUNDA *healing* Lehre 2
Erzengel Alpha und Erzengel Omega
(enorme Unterstützung im spirituellen Wachstum)

AUNDA *healing*

Franziska Ueltschi, Blankenburg/BE

Auf dem spirituellen Weg: AUNDA *healing*

Auf meinen spirituellen, irdischen Entwicklungsweg begab ich mich im Februar vor fast 40 Jahren. Die Art und Weise, wie ich durch die Geburt auf die Erde kam, die Konstellation der Sternbilder, sowie die Gedanken und die Gefühle meines Umfeldes prägten meine Persönlichkeit und gaben die Richtung an, in welche ich mich jetzt begebe.

Es gab Begebenheiten und Erfahrungen, die ich als «negativ» bewertete, aber wenn ich diese von meinem jetzigen Standpunkt aus betrachte, sind es genau diese, an denen ich manche Zusammenhänge im Leben erkennen durfte und an denen ich wachsen durfte.

Dieses Wachstum entwickelte sich in grossen Schritten weiter, als mein Herz sich im Jahre 2005 von Attilio Ferraras Frequenzen «kitzeln» liess. Damals fand dieses noch auf einer unbewussten Ebene statt, zumal mir der Name Attilio Ferrara und seine Tätigkeit unbekannt waren. Doch heute weiss ich genau, dass ich mich von der Lichtsäule, die Attilio auf dem Stockhorn oberhalb Erlenbach im Simmental am 10.05.2005 erstellte, berühren liess. Es ist klar, dass die Lichtsäule mit einem Durchmesser von 100 Kilometern, auch in unser Dorf reicht.

Das Licht, das mich umarmte, führte mich zu manchen schönen Erfahrungen. Doch wo Licht ist, gibt es auch Schatten. Und mit diesen «Schattenfeldern» wurde ich schonungslos konfrontiert. Bei einem geschenkt bekommenen programmierten Bergkristall merkte ich plötzlich, wie dieser eine «negative» Energie ausstrahlte.

Mir wurde gesagt, dass das Programm nur vom Absender wieder gelöscht werden könne.

Es gab Momente, da machte mir diese Botschaft richtig Angst, ja fühlte und sah mich sogar zeitweise in den Krallen des Dunklen und es zog mir zeitweise regelrecht den Boden unter den Füssen weg. Doch gleichzeitig war da auch eine Kraft, immer wieder aufzustehen und sich diesen Energien zu stellen. Auch spürte ich Abhängigkeits- und Machtprogramme von diesem Kristall ausstrahlen.

Auf die Frage, ob ich mich wohl an den Absender des Kristalls wenden sollte, um ihn zu bitten, das Programm zu löschen, wurde bei mir innerlich immer wieder mit einem deutlichen «nein» beantwortet. Wahrscheinlich hatte ich an dieser Sache noch etwas zu lernen.

Letzthin sprach ich auch mit Tamara Claudia und mit Josef über diese Erlebnisse. Tamara Claudia meinte, dass diese Schattenfelder auf meinem Weg sehr wichtig waren. Denn wie willst Du Liebe und Licht spüren und erfahren, ohne die Gegenseite «gesehen» und erlebt zu haben?

Auf körperlicher Ebene fing zum gleichen Zeitpunkt in meinem Kreuz ein Punkt an zu schmerzen, den ich in den vergangenen Jahren oft zu spüren bekam. Auch auf emotioneller Ebene beschäftigte mich dieses Thema. Da ich in einer recht engen, freundschaftlichen Beziehung zu diesen Menschen, die mir den Kristall schenkten, stand, konnte ich umso mehr diese «negativen Programmenergien» nicht einordnen. Ich brauchte etwa gut drei Jahre, bis ich mich auch emotionell von diesen Menschen trennen konnte.

Wegen meinen immer wiederkehrenden Kreuzschmerzen und Hexenschüssen begab ich mich auf die Suche nach Heilung in verschiedene manuelle Alternativtherapien, sowie Geistheilung. All' diese Sitzungen gaben kurzfristige Linderung, aber die totale Heilung erfuhr ich nicht. Auch hoffte ich, der Besuch bei einer Seelenbild-Maltherapeutin würde mir den einen oder anderen Input geben.

Direkt erfuhr ich auch da nicht Heilung, aber dieser Besuch im 2006 brachte mich einen Schritt weiter zu den Lehren von Attilio Ferrara.

Nach und nach faszinierten mich Farben und so meldete ich mich zu einem eintägigen Seelenbildmalkurs bei dieser Maltherapeutin an.

Es ging da wohl bei mir in erster Linie nicht ums Malen und um Farben, vielmehr war es wohl das Kennenlernen einer Kursteilnehmerin, die bereits Attilio-Schülerin war.

Da wir beide der gleiche Heimweg in Richtung Berner Oberland hatten, erzählte sie mir im Zug von den Lehren. Ich hörte ihr aufmerksam zu, dachte aber, ich sei ja mit «Pranic Healing» gut bedient und ausserdem wäre ja die «universelle göttliche Energie» für alle abrufbar. Ungefähr eine Woche später traf ich mich wieder mit dieser Frau aus dem Seelenbildmalkurs und erneut kamen wir auf das Thema der Attilio-Lehren zu sprechen. Sie erzählte mir, wie man bereits nach der ersten Frequenzerhöhung Elemental- und Geistbefreiungen machen könne und sie würde sich für eine weitere Frequenzerhöhung bei ihrer Lehrerin anmelden.

Die Fähigkeit der Elemental- und Geistbefreiungen zu bekommen, bewegte mich ebenfalls dazu, mich zusammen mit dieser Frau bei Franziska Hertig (www.hertig-buerki.ch) in Thun zu einem Seminar anzumelden.

Das war genau zwei Jahre, nachdem Attilio die Lichtsäule auf dem Stockhorn erbaute, also im Frühling 2007.

Seit jenem schönen Frühlingstag begleiten diese wunderbaren, kraftvollen Attilio-Lehren mein Leben.

Als ob es erst gestern gewesen wäre, erinnere ich mich noch an die allererste Frequenzerhöhung. Es war, als hätte ich Herzrhythmusstörungen, verbunden mit einem starken Vibrieren im ganzen Körper. Wow, ich war überwältigt von dieser stark wahrnehmbaren Energie!

Im Dezember desselben Jahres kam Attilio nach Thun, um persönliche Heilungen zu geben und einen Vortrag zu halten. Das war das erste Mal, wo der Heiler und Botschafter mir persönlich gegenüberstand.

Es war eindrücklich, seine Präsenz, Göttlichkeit und Klarheit spüren zu können. Und, seltsam, ich als «Erstklässler» hatte in diesem Raum keine Fragen mehr. Für mich schien in jenem Moment dieser Weg der Lehren, sowie auch das Leben an sich, klar und einfach zu sein. Diese Klarheit fühlte und sah ich auch in weiteren Ausbildungen, wo Attilio dabei war.

Mit jeder weiteren Frequenzerhöhung, zu denen mich mein Herz führte, geschah Heilung.

Heilung, in dem der Körper mit mehr Licht durchflutet wurde und so körperliche und seelische Themen an die Oberfläche brachte. Es war manchmal unangenehm, mitten in diesen Themen zu stecken, aber so konnte ich diese anschauen, wurde ihrer bewusst und konnte sie in Frieden loslassen.

In der Lehre 1 gab es bei mir manchmal auch innere Widerstände. Nicht alle Wesen in der geistigen Welt wollten, dass ich auf diesem Lichtweg weitergehe. Manchmal fragte ich mich, warum ich diesen Weg gehe, die «Freie Energie» sei doch für alle da und ausserdem noch kostenlos.

Diese Bedenken waren Prüfungen, die ich zu absolvieren hatte und heute bin ich dankbar, diese bestanden zu haben! Mitten in der Lehre 3 wurde ich sehr stark mit meinen Mustern konfrontiert. Eine neue Mitarbeiterin spiegelte mir wunderbar meine in mir schlummernden Schattenseiten. Für mich war es nicht immer einfach mit ihr zu arbeiten, doch es war schliesslich sehr heilsam. In dieser nicht unbedingt freundschaftlichen Beziehung habe ich vieles anschauen und lernen dürfen.

Zusätzlich zu den Hauptlehren durfte ich auch die kraftvollen Nebenlehren absolvieren. Eindrücklich ist, wie ich die Stimmfrequenz im Dienstleistungssektor, wo ich hauptberuflich arbeite, einsetzen kann.

So konnte sich schon mancher Kunde zu einem Kauf eines Produktes entscheiden und das, ohne dass ich es ihm «aufschwätzte». Mit dem Würfel der Heiligen Geometrie machte ich die super Erfahrung, dass damit die Entrümpelung in Estrich und Keller um einiges leichter von statten ging.

Drei Jahre vergingen, bis ich in diesem Jahr (2012) eine weitere Hauptlehre vollenden durfte. Es waren drei wichtige Jahre. Ich hatte mir genügend Zeit gelassen, um die Lehre 3 voll zu integrieren. In dieser Zeit durfte ich einige Muster/Blockaden auflösen, was sehr wichtig ist, denn ohne diese Arbeit gibt es kein Weiterkommen.

Im Oktober setzte ich meinen spirituellen Weg in grossen Schritten fort. So ging es weiter, nach Dahab, ins Feienseminar mit Tamara Claudia und Josef. Dort, in einer speziellen Atmosphäre, im goldenen Sinai, durfte ich die Lehre 4 annehmen. Für mich immer noch unerklärlich, wie ich zu diesen Ferien geführt wurde. Jedenfalls bin ich der geistigen Welt und Attilio von ganzem Herzen dankbar, dass ich die Lehre des Mosesstabes direkt im Land des Mosesberges annehmen konnte.

Mit der dort vorherrschenden Nullpunktenergie und den weiteren Frequenzerhöhungen stieg ich nochmals in meinen Keller, um das hervorzuholen, was noch hinter schweren, verschlossenen Türen lag. Diesmal ging ich aber mit den passenden Schlüsseln hinunter und so brachte ich auch diese Türen auf, trotz den verrosteten Schlössern.

Im November dieses Jahres erlebte ich Attilio in einer lustigen Runde bei einem feinen Nachtessen. Es beeindruckte mich, wie bescheiden, einfach, bodenständig und humorvoll unser Botschafter ist. Ich finde es schön, dass unsere Lehre überhaupt nicht mit «guruhaften» Frequenzen geprägt wird! (sonst wäre ich nicht dabei)

Ich wage zu sagen, da wo ich jetzt stehe, würde ich mich ohne die Attilio-Lehren und AUNDA *healing* nicht befinden. Ich bin sehr dankbar, alle Schattenfelder mit «Leib und Seele» erfahren, und viele meiner Muster erkannt und mit Herzen aufgelöst zu haben. Auch bin ich froh, die gestellten Prüfungen bestanden zu haben. Ich stehe nun erst am Anfang der absolvierten Lehre 4, spüre aber diese Klarheit, Göttlichkeit und Verbundenheit mit allem, was ist. Ja, ich bin bereit, mit dem Mosesstab fest in der Hand, diesen Weg weiterzugehen!

In Dankbarkeit, Franziska Ueltschi

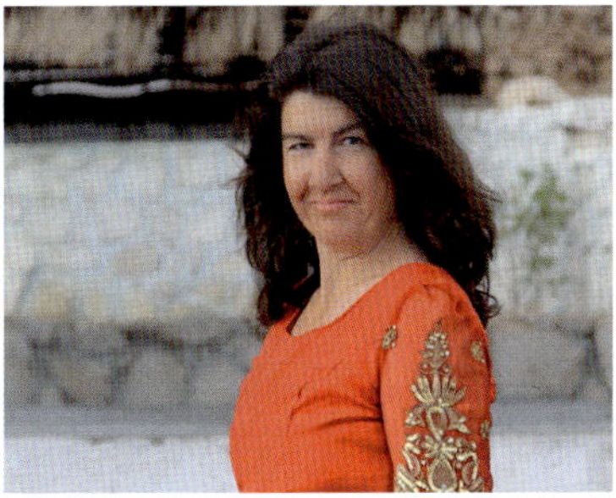

Ueltschi Franziska
Zälgstrasse 5
3771 Blankenburg/BE
Tel. 033 722 06 63

Bisherige Angebote:
AUNDA *healing*
AUNDA *healing* Fernbehandlungen
Hausreinigungen, Tierkommunikation

AUNDA *healing*

Gisela Kugler, Oberwil/ZG

An einem frühlingshaften Samstag im März 2009 fuhren mein Mann und ich von Zug zur Lebenskraft-Messe im Kongresshaus nach Zürich. Wir beiden fühlten uns physisch und seelisch sehr unwohl. – Zunächst schien uns das grosse Angebot in der Ausstellungshalle zu überwältigen. Doch bald fiel uns ein Stand mit blauen Flaschen auf. Ein junger Mann schaute uns freundlich an und liess uns auf einer der Frequenz-Decken Platz nehmen. Wir spürten schnell ihre wohltuende Wirkung. Mein Mann, der an einer Herzschwäche litt, liess sich daraufhin von Josef, dem jungen Mann, behandeln. Er war erstaunt, über die rasche, positive Wirkung. Mündlich und schriftlich liessen wir uns für die Kunst des Heilens nach Attilio Ferrara (AUNDA *healing*) informieren. Im Mai 2009 entschlossen wir uns, mit der Ausbildung durch Josef in Horn zu beginnen. Wir nahmen uns dazu ein Jahr Zeit. Danach begann ich mit der Lehre 2. Seitdem behandle ich mich selbst und gelegentlich auch Familienangehörige. Zusätzlich benutze ich den Excalibur und das Horus-Seidentuch. Ich freue mich, dass ich langsam immer gesünder werde.

Attilio Ferrara erlebte ich zum ersten Mal im Winter 2011 in einem Kennenlern-Event in Horn. Tief beeindruckten mich seine starke Ausstrahlung, seine Natürlichkeit im Umgang mit dem Publikum und seine prägnanten, klaren Aussagen. – Später bekamen mein Mann und ich Gelegenheit für Behandlungen von Attilio. Ein weiteres Erlebnis hatte ich viel später, als sich Schüler von Attilio zu einem gemeinsamen Abendessen in der Innerschweiz trafen. Attilio nahm auch daran teil und ich hatte das Glück, neben ihm zu sitzen. Im Laufe des Abends fiel mir auf, dass ich eigentlich gar keine Ausstrahlung von Attilio wahrnahm. Das war etwas enttäuschend für mich. Die Überraschung kam am anderen Tag! Ich fühlte mich gesünder denn je und war voller Energie! War das die vermisste Wirkung vom Abend vorher?

Rückblickend wird mir klar, warum mein Weg zu Attilio Ferrara geführt hat. Es brauchte wohl meine vielen Lebenserfahrungen auf der Suche nach dem Wissen über die geistigen Bereiche von Mensch, Erde und Kosmos. – Mit Religion setzte ich mich schon in jungen Jahren auseinander. Das geschah in Marburg a. Lahn, wo unsere Familie nach den Kriegsjahren sesshaft wurde. Dort kamen wir durch die Freie Waldorfschule zur Anthroposophie von Rudolf Steiner. Sie wurde meine Lebensgrundlage. – Später besuchte ich die Eurythmiesschule in Dornach während vier Jahren und danach machte ich berufsbegleitende Kurse für Heileurythmie.

Durch meine Heirat lebe ich seit 1968 im Kanton Zug. Als Heileurythmistin arbeite ich in einem katholisch geführten Kinderheim mit Sonderschule und verbrachte viele schöne Jahre mit einem vielseitig interessierten Kollegium. In dieser Zeit öffneten sich mir spirituelle Wege unterschiedlichster Richtungen. Dazu gehört die Ausbildung in Geomantie, mit Ana und Marko Pogaçnik. Sie erschlossen mir das Verständnis für die Elementarwelt und die Bereiche von Erde und ihrem Umkreis. Durch Attilio Ferrara lerne ich jetzt die geistige Welt auf ganz neue Art kennen.

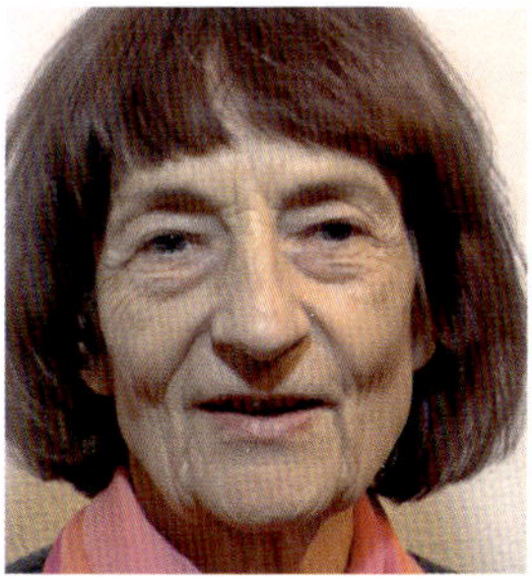

Gisela Maria
Kugler-Roettig
geb. 28.4.1935
Leimatt B
6317 Oberwil
Tel. 041/711 26 46

Bisherige Angebote:
AUNDA *healing*
AUNDA *healing* Lehre 1

AUNDA *healing*

Interessantes zur Lehre

Kann man die Veränderung der Frequenzerhöhungen während der Lehre 1 nach Attilio Ferrara, sichtbar erkennen?

Die Annahme der Frequenzerhöhungen spürt ein Schüler der Lehre 1 (und bei weiteren Lehren) sofort. Sein ganzes Wesen beginnt zu erwachen und sich positiv zu verändern.

Heilung (geschieht bei jeder Frequenzerhöhung), Selbstbewusstsein (neue, klare und ungeahnte Wege eröffnen sich dem Schüler), Lebensfreude (neue Lebenswerte werden sinnvoll). Der spirituelle Weg beginnt, echte Freude zu bereiten und Prüfungen im Alltag dürfen mit Loslassen (hinter sich lassen) von alten «Mustern» gemeistert werden.

Wer hellsichtig ist, kann tatsächlich erkennen, was sich im Energiefeld des Schülers tut. Hier ein optisch erkennbares Beispiel, (gezeichnet von einem hellsichtigen 8-jährigen Kind).

Eine Schülerin kommt zur ersten Frequenzerhöhung der Lehre 1. Sichtbar, die dunklen Energie-Anteile im Energiefeld der Schülerin.

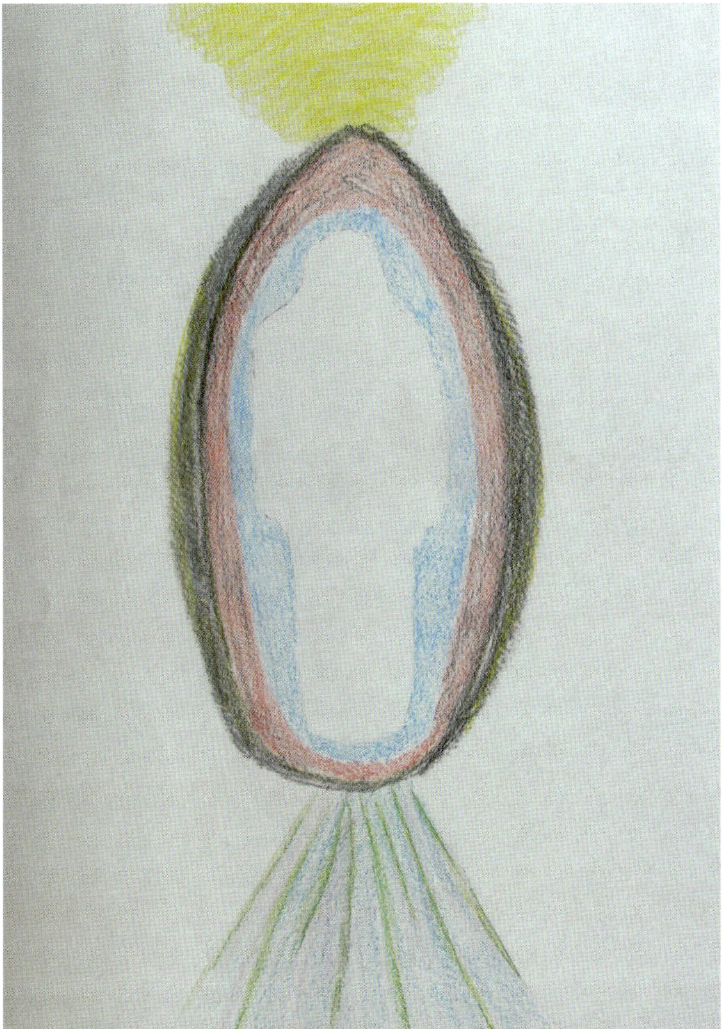

Die Schülerin nach 4 angenommenen Frequenzerhöhungen der Lehre 1. Erkennbar: die verstärkte Anbindung zwischen Himmel und Erde und die Veränderung der Farben im Energiefeld. Deutlich zu erkennen, dass mehr Energie im Körper der Schülerin fliesst.

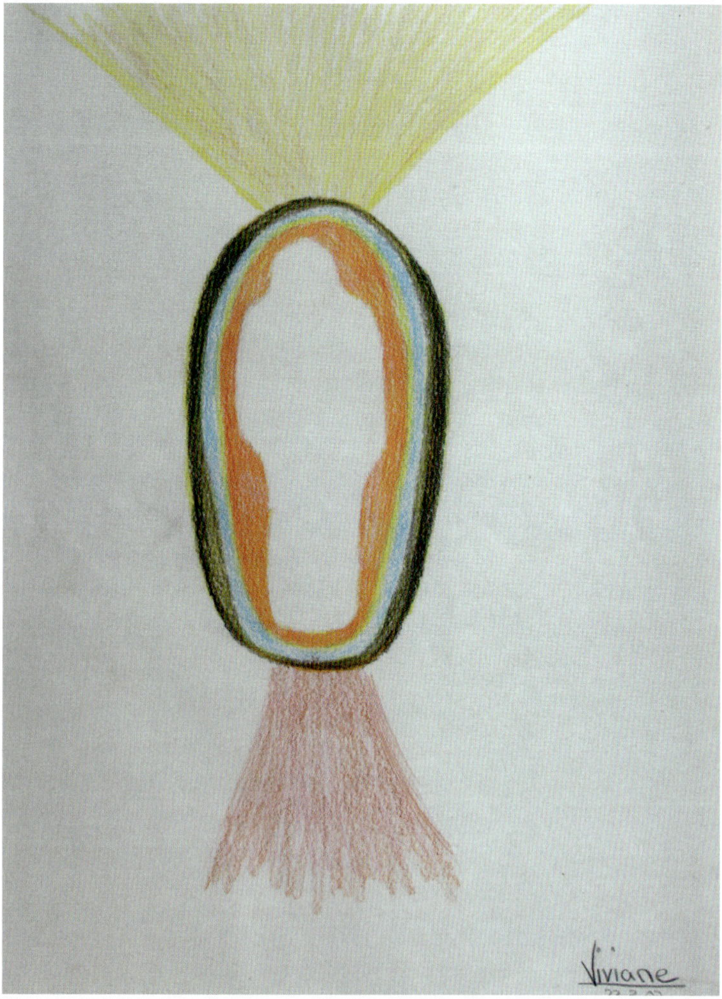

Das Energiefeld der Schülerin nach 8 angenommenen Frequenzerhöhungen der Lehre 1. Erkennbar: die sichtbar nochmals verstärkte «Anbindung» zwischen Himmel und Erde und das lichtvolle und helle Energiefeld der Schülerin, die sich nach der Lehre 1, ganz frei und leicht fühlt. Die dunklen Anteile sind fast gänzlich aufgelöst.

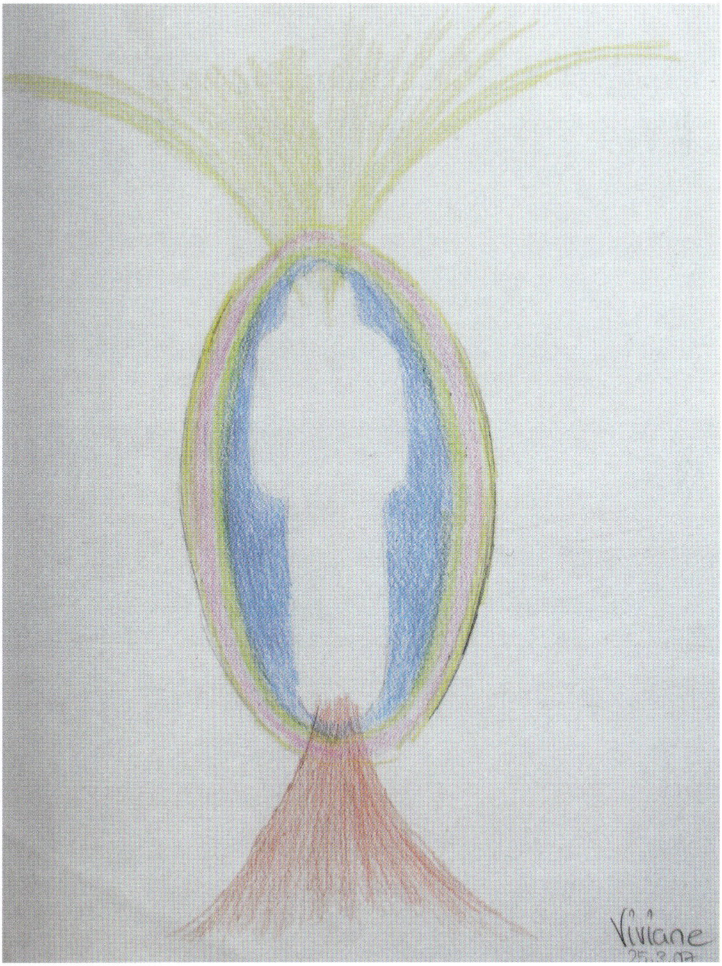

Was ist ein Zauberring, wie sieht ein Zauberring aus und wofür kann man ihn einsetzen?

Ein Zauberring ist eine wundervolle Unterstützung in der Heilarbeit. Er wird in einer ringförmigen Frequenz-Wolke aufgebaut, für sich selbst oder für andere Menschen. Man unterscheidet den Zauberring I, Zauberring II und Zauberring III.

In den Aufbau eines Zauberringes, können maximal drei Wünsche integriert werden. Zum Beispiel: Entspannung, Erfolg, Lebensfreude, Konzentration, Innere Ruhe und so weiter. Einen Zauberring aufbauen zu können ist eine aussergewöhnliche göttliche Fähigkeit, die nach der Lehre 1 angenommen werden kann. Er unterstützt Menschen im Alltag in den verschiedensten Situationen wie zum Beispiel: Operation, Prüfung, Konfliktsituation, in Familie und im Berufsleben. Er erzielt aussergewöhnliche Resultate. In jedem Heilkreis nach Attilio Ferrara wird ebenso ein Zauberring aufgebaut, der alle Teilnehmer durch die heilsame und entspannende AUNDA Heilfrequenz verbindet.

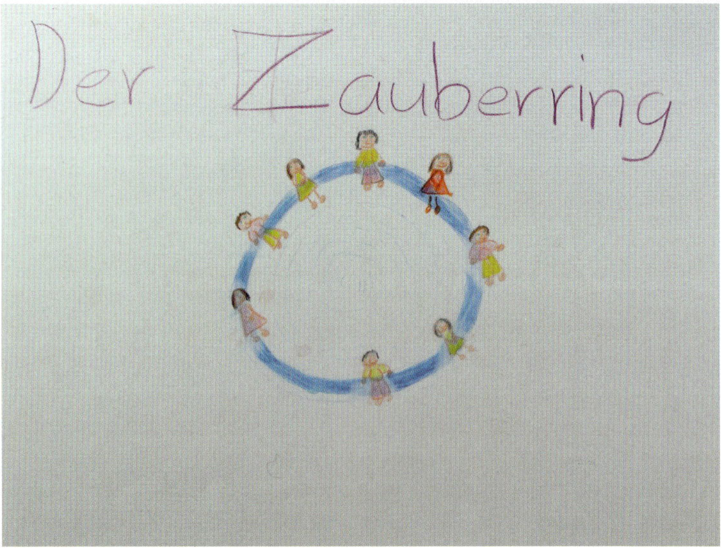

Ein hellsichtiges Kind hat - ohne Hintergrundwissen - einen im Raum aufgebauten Zauberring gemalt, mit «Zwergli» darauf. Gemäss späterer Erklärung durch Attilio, seien dies hohe Lichtwesen, die die Wünsche im Zauberring umsetzen.

Was ist eine Lichtsäule und wie sieht eine Lichtsäule, in einem Raum aufgebaut, aus?

Eine Lichtsäule ist eine starke göttliche Licht-Verbindung zwischen Himmel und Erde. Für Hellsichtige ist sie sichtbar, für Hellfühlige ist sie fühlbar, für Hellhörige ist sie hörbar. In eine Lichtsäule können maximal drei Wünsche hineingegeben werden. Diese Wünsche werden den lokalen Umständen angepasst und manifestieren sich im Raum beziehungsweise im Aussen. Ein wunderbares göttliches Geschenk, welches die Menschen dadurch erhalten können. Diese Lichtsäulen bleiben für immer bestehen, oder so lange, wie sie gewünscht werden.

So malte ein hellsichtiges Kind die Lichtsäule im Wohnzimmer:

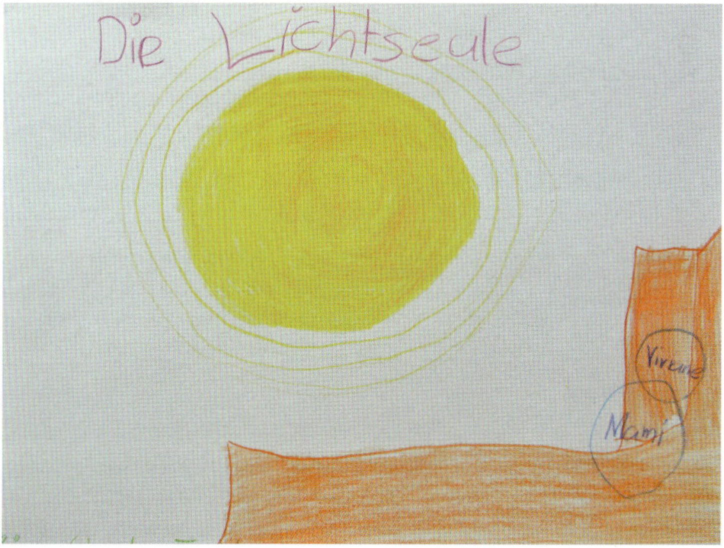

Channeling

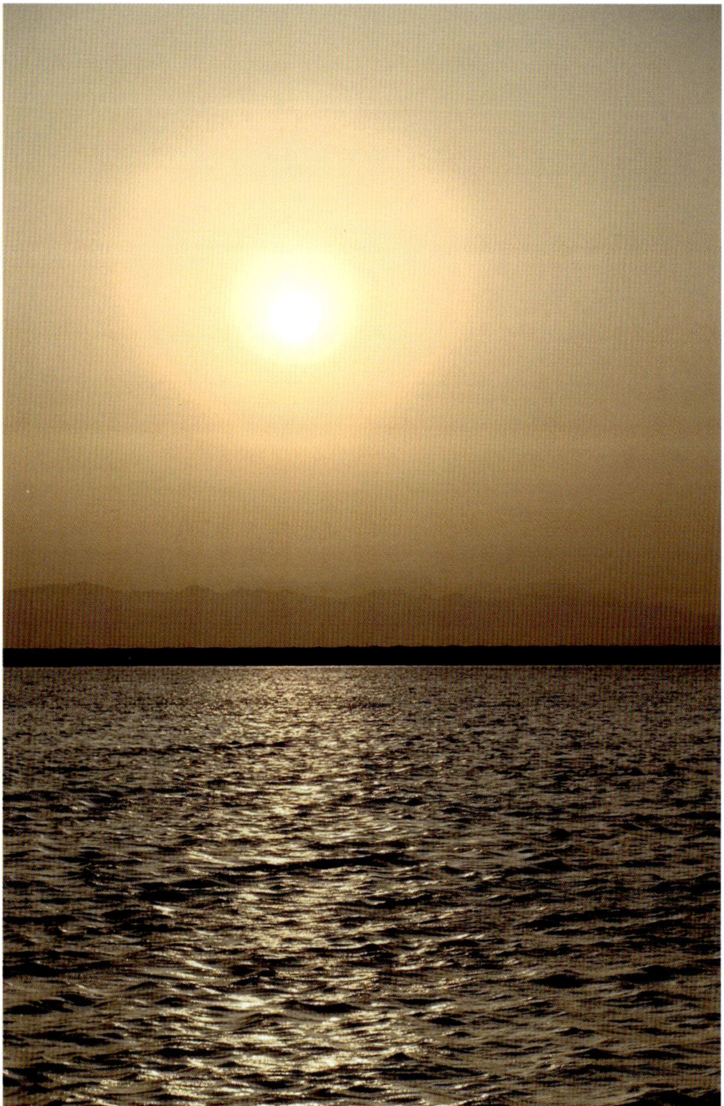

Ein Channeling ist eine direkte Verbindung in die göttliche Ebene, um klare und konkrete Botschaften erhalten zu können und diese weiterzugeben. Diese Bereicherung wird primär für sich selbst genutzt, oder für beratende Einzelsitzungen, für geführte Meditationen und in Gesprächen eingesetzt. Die Annahme eines hohen Lichtwesens, welches diese Verbindung voraussetzt, ermöglicht diesen bereichernden Weg. Diesen Weg anzunehmen, steht zu gegebener Zeit jeder Person offen.

Falls Sie ebenso interessiert sind, Channelings zu empfangen, fragen Sie einen spirituellen Coach nach Attilio Ferrara, diese/r wird Ihnen gerne diesen einzigartigen Weg aufzeigen.

Lasst das Feuer in euren Herzen entflammen. Das Feuer für die allumfassende Liebe Gottes. Wenn ihr glaubt, Teile in euch sind unvollendet, abgetrennt, - dann habt Geduld.

Erhöht eure Frequenzen. Erwachet. Verbindet euch mit der Natur, dadurch könnt ihr erkennen. Auf eure Fragen erhaltet ihr eure Antworten. Im Angesicht der aufgehenden Sonne werdet ihr euer eigenes Licht erkennen. Der Weg ins Licht steht jederzeit vor euch. Es ist eure Entscheidung, eure Herzen zu öffnen, um alles, was euch zufliesst, mit offenen Herzen anzunehmen. Füllt euch auf und beglückt euch, um so eure Lebensfreude, dem Göttlichen in euch, Platz zu bereiten. Lasst erstrahlen, wer ihr seid. Selbst dann, wenn Wolken den Himmel bedecken. Eure Geduld wird euch belohnen. Wer aufrichtig sein Herz dem Göttlichen zuwendet, wird erkennen. Schenkt euch diese Zeit in eurem Alltag. Erfüllt und lichtvoll, wie das Glitzern des Meeres in der aufgehenden Sonne, seien eure Wege. Hell und erwärmt seien eure Herzen. Seid offen, die Liebe zu euch selbst zu leben. Die Liebe eures göttlichen Angesichts. Die Liebe, die ihr im Aussen gespiegelt bekommt.
Findet stets eure Mitte. Erkennt, wie lichtvoll ihr seid.
In Ewigkeit. Amen.

Anmerkung:
Die Weite des Meeres, die bis zum unendlich erscheinenden Horizont reicht, ohne Anfang und ohne Ende, steht wie eine Metapher für die Erweiterung des menschlichen Bewusstseins, bis zur Verschmelzung mit dem Göttlichen.

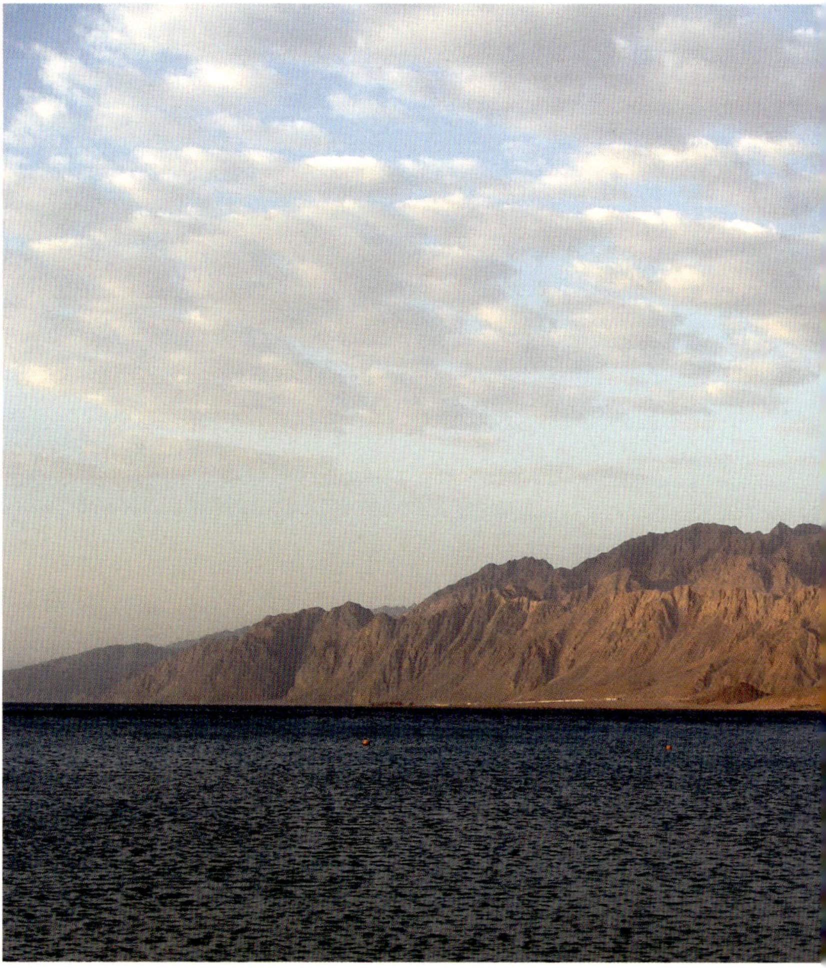

In der kraftvollen Lehre von Attilio Ferrara intensiv erlebbar, erwachen und erstrahlen die Teilnehmer, durch die einzigartigen Frequenzen, durch AUNDA *healing*.

Dieser Weg führt Sie in die innere Freiheit, zurück zur Lebensfreude, hin zu Gott.

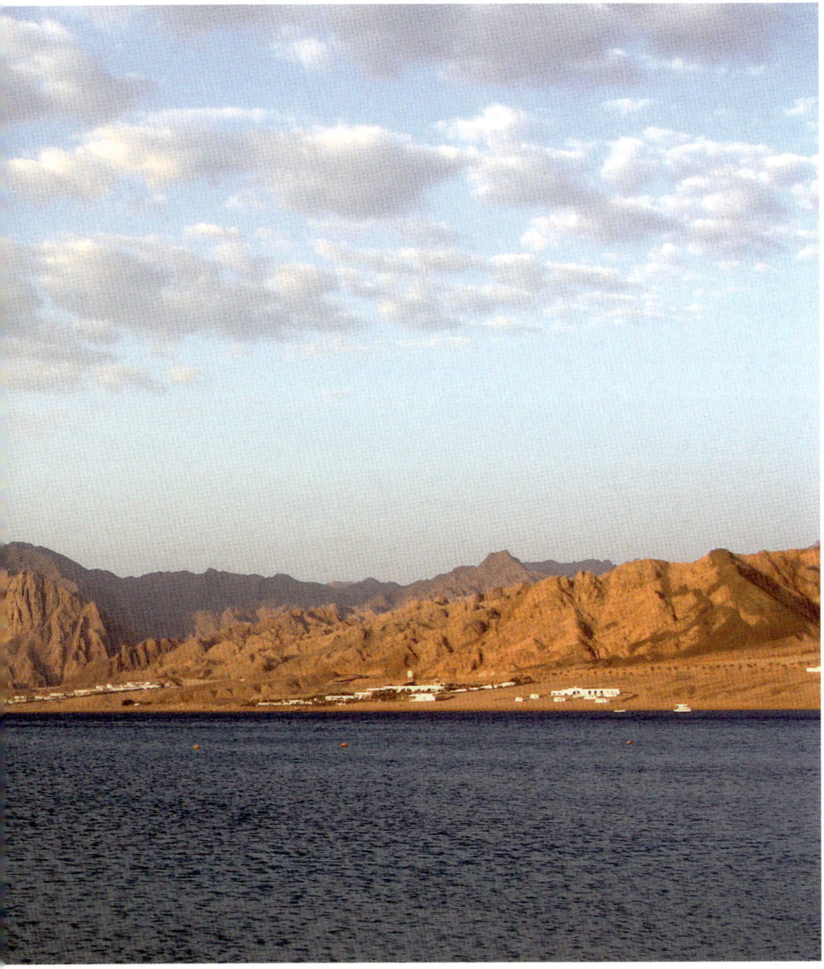

Die Autorin

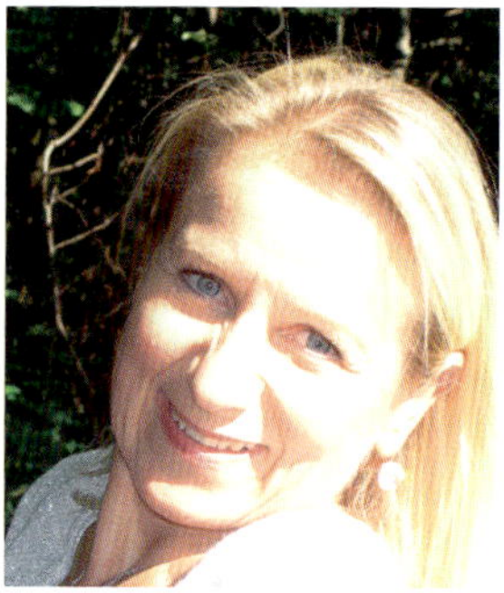

Tamara Claudia Ruckstuhl

Spiritueller Coach nach Attilio Ferrara.

1963 im Kanton Luzern geboren und aufgewachsen, jetzt wohnhaft in der Ostschweiz. Sie hat ihren Herzensweg gefunden, durch die Weitergabe von AUNDA *healing* im In- und Ausland. Seit 2002 gibt sie die Lehren von Attilio Ferrara mit grosser Freude, tiefer Dankbarkeit, grosser Wertschätzung und von ganzem Herzen weiter. Ihre sehr persönlichen Erfahrungen, sind in diesem und in weiteren Büchern, aus dem Herzen geschrieben. Wer mit dem Herzen liest, versteht – was AUNDA *healing* effektiv ist:

AUNDA *healing* das wahre Geschenk für die Menschheit.

Die Freiheit auf diesem Weg kennt keine Grenzen.

Ein Weg in die Freiheit

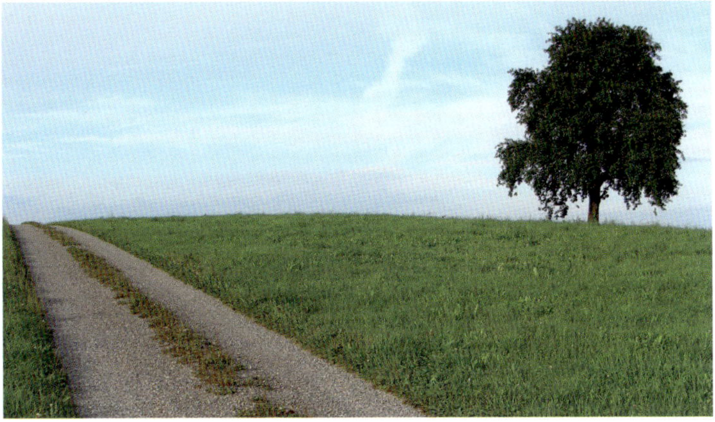

www.wegderfreiheit.com

Sie wünschen weitere Informationen?

Die Homepage von Attilio Ferrara mit Verzeichnis von weiteren spirituellen Coaches:

www.aunda-healing.com

Die Frequenzprodukte von Attilio Ferrara:

www.heiledichselbst.ch
oder
www.trinityfrequency.com
oder
www.wegderfreiheit.com
oder
www.attilioferrara.com

Jetzt gratis abonnieren und informiert sein:

Newsletter: AUNDA *healing*,
Ein Weg in die Freiheit & in die Selbstentfaltung

www.wegderfreiheit.com
oder
www.heiledichselbst.ch

Weitere Bücher von Tamara Claudia Ruckstuhl:

Band 1 Erwache durch AUNDA *healing*, Aufbau, Zitate, Erlebnisse und Schülerberichte

Band 2 Erwache durch AUNDA *healing*, Weltarbeit nach Attilio Ferrara - Schülerberichte

Band 3 Erwache durch AUNDA *healing*, Rein sein – Göttlichkeit verlangt absolute Reinheit

Weitere (Kinder-) Bücher mit Heil-Information durch Attilio Ferrara:

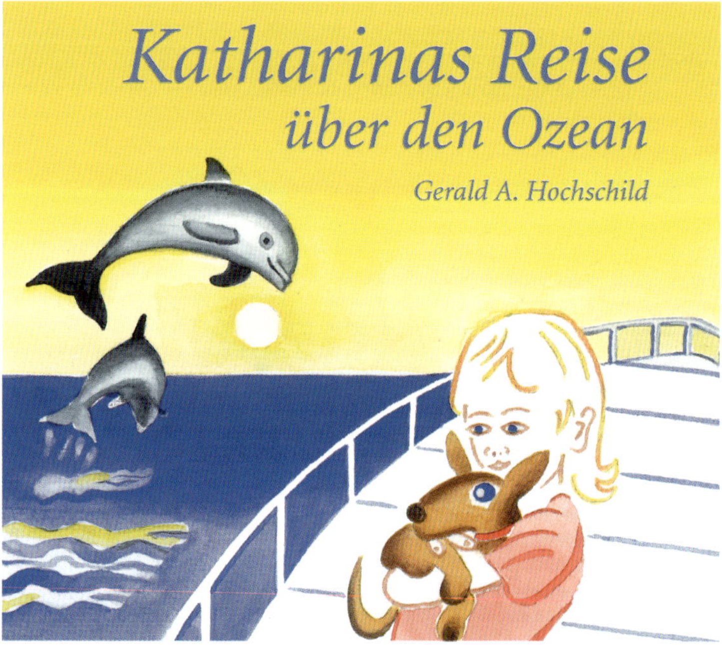

Katharinas Reise über den Ozean

Autor: Gerald Hochschild

Bild/ISBN: 978-3-9523473-1-7

Preis: 29.50 CHF

Beschreibung: Natascha Jusopov erlebt mit ihrem Kind zusammen eine unerwartete und unvergessliche Reise von New York nach Spanien. «Katharinas Reise über den Ozean» erzählt von der Sehnsucht nach Freiheit und nach einem Zuhause.